中国医学临床百家·病例精解

首都医科大学附属北京佑安医院

肝病中西医结合
诊治思路与病例精解

总主编 / 金荣华

主　编 / 李秀惠　汪晓军

科学技术文献出版社
SCIENTIFIC AND TECHNICAL DOCUMENTATION PRESS
·北京·

图书在版编目（CIP）数据

首都医科大学附属北京佑安医院肝病中西医结合诊治思路与病例精解 / 李秀惠，汪晓军主编.
—北京：科学技术文献出版社，2021.5
ISBN 978-7-5189-7537-2

Ⅰ.①首…　Ⅱ.①李…②汪…　Ⅲ.①肝疾病—中西医结合—诊疗　Ⅳ.① R575

中国版本图书馆 CIP 数据核字（2020）第 257999 号

首都医科大学附属北京佑安医院肝病中西医结合诊治思路与病例精解

策划编辑：蔡　霞　责任编辑：蔡　霞　责任校对：张吲哚　责任出版：张志平

出　版　者　科学技术文献出版社
地　　　址　北京市复兴路15号　邮编　100038
编　务　部　（010）58882938，58882087（传真）
发　行　部　（010）58882868，58882870（传真）
邮　购　部　（010）58882873
官 方 网 址　www.stdp.com.cn
发　行　者　科学技术文献出版社发行　全国各地新华书店经销
印　刷　者　北京地大彩印有限公司
版　　　次　2021 年 5 月第 1 版　2021 年 5 月第 1 次印刷
开　　　本　787×1092　1/16
字　　　数　108 千
印　　　张　9.5
书　　　号　ISBN 978-7-5189-7537-2
定　　　价　98.00元

编委会

中西医结合中心

首都医科大学附属北京佑安医院
肝病中西医结合诊治思路与病例精解
编著者名单

主　　编　李秀惠　汪晓军

副主编　勾春燕　李　丽

编　　委　（按姓氏拼音排序）

陈　欢　丁剑波　勾春燕　关　伟　胡建华

李　丽　李秀惠　刘增利　罗晓岚　邱金鹏

汪晓军　杨华升　张　纯　张　美　张丽丽

秘　　书　李　丽

主编简介

李秀惠　　主任医师，技术二级，博士研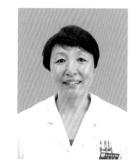究生导师，国家卫健委中医肝病临床重点专科、北京市中西医结合肝病重点学科带头人。现任中华中医药学会肝胆病分会主任委员、北京中医学会副秘书长、中医应急委员会主任委员等职务。擅长中医、中西医结合诊治病毒性和非病毒性肝病，如慢性肝炎肝纤维化、肝硬化、肝衰竭、肝癌、药物及自身免疫性肝病。连续承担国家"十一五""十二五""十三五"科技重大专项、行业专项等课题，承担多项国家自然科学基金、北京市自然科学基金、北京市中医管理局、北京市科学技术委员会、北京市教育委员会课题，研究成果获得国家级、省部级科研成果奖12项。牵头制定国家级诊疗指南、标准3项，发表论文100余篇。

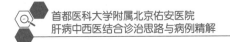
汪晓军 医学博士、教授、主任医师、博士研究生导师，首都医科大学附属北京佑安医院中西医结合中心主任。北京市首批复合型中医药学术带头人、中青年名中医、高层次医学骨干。北京中医药学会感染专业委员会主任委员、中华中医药学会感染分会副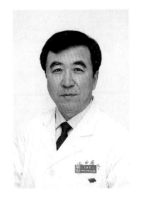

主任委员及肝胆病分会常务委员、北京中医药学会肝病专业委员会副主任委员等。承担国家"十一五""十二五""十三五"科技重大专项，承担多项国家自然科学基金、北京市科学技术委员会重大项目、北京市中医管理局重点项目、北京中医药基金课题等十余项国家和省部级科研项目。发表学术论文50余篇，参编著作5部。获得国家级科研成果奖2项。

序　言

　　首都医科大学附属北京佑安医院是一家以感染、传染及急慢性相关性疾病群体为主要服务对象和重点学科，集预防、医疗、保健、康复为一体的大型综合性医学中心，形成了病毒性肝炎与肝癌、获得性免疫缺陷综合征（艾滋病）与新发传染病、感染免疫与生物医学三大领域的优势学科。建有北京市肝病研究所、北京市中西医结合传染病研究所、国家中西医结合肝病重点专科、北京市乙型肝炎与肝癌转化医学重点实验室、北京市艾滋病重点实验室、北京市重大疾病临床数据样本资源库、首都医科大学肝病与肝癌临床研究所、北京市国际科技合作传染病转化医学基地。

　　作为感染性和传染性疾病的临床救治中心，首都医科大学附属北京佑安医院承担着北京市，乃至全国突发公共卫生事件及重大传染病的应急和医疗救治任务，积累了大量宝贵的临床经验。随着医学科技的进步，临床专业的划分与定位也日趋精细，对疾病诊疗精准化要求也不断提升。为让临床医师更好地掌握诊治思路、锻炼临床思维、提高诊疗水平，我们将收治的部分典型或疑难病例进行了分门别类的整理，并加以归纳总结和提炼升华，以期将这些宝贵的临床经验更好地留存和传播。

　　本套丛书是典型及疑难病例的汇编，是我院16个重点学科临床经验的总结和呈现，每个病例从主要症状、体征入

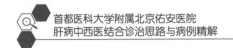

手，通过病例特点的分析，逐步抽丝剥茧、去伪存真，最终找到疾病的本质，给予患者精准的诊疗。每个病例均通过对临床诊疗的描述，展示出作者的临床思维过程，最后再以病例点评的形式进行总结，体现了理论与实践的结合、多学科的紧密配合，是科室集体智慧的结晶，是编者宝贵经验的精华，相信对大家开拓临床思维、提高临床诊疗水平有所裨益。

本套丛书的编写得到了首都医科大学附属北京佑安医院广大专家们的大力支持和帮助，在此表示感谢。但由于水平有限，书中难免出现错漏之处；加之医学科学快速发展，部分观点需要及时更新，敬请广大读者批评指正。我们也将在提升医疗水平的同时，持续做好临床经验的总结和分享，与大家共同进步，最终惠及更多的同行与患者。

金荣华

前　言

本书由首都医科大学附属北京佑安医院中西医结合中心编撰完成。

首都医科大学附属北京佑安医院中西医结合中心始建于1956年，是集医疗、科研、教学、培训为一体的肝病、传染病中西医结合诊疗中心，是国家中西医结合肝病重点专科、全国综合医院中医工作示范单位、国家中医药管理局传染病专科专病协作组牵头单位，中华中医药学会肝胆病学会主任委员单位，在全国中医、中西医结合治疗肝病、传染病的临床和科研方面处于领先地位。全国名中医、首都国医名师、关幼波传承弟子钱英教授为中心学术带头人，中华中医药学会肝胆病分会主任委员李秀惠教授为学科带头人，博士生导师、主任医师汪晓军教授为现任中心主任。中西医结合中心设有肝病病房，肝病专科门诊，肝纤维化、肝硬化、肝癌专家专病门诊，诊治多种急慢性肝病（包括各种病毒性肝炎）、慢性肝病基础上进展的肝硬化、肝癌、肝衰竭（如重型肝炎）及其并发症患者（如胸腹水、肝性脑病、肝性脊髓病、肝肾综合征等），以及多种非病毒性肝病（如自身免疫性肝病、酒精性肝病、脂肪肝、遗传代谢性肝病、寄生虫性肝病等）。

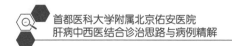

　　本书从临床大量病例中精选了不同病因导致的急慢性肝炎、肝硬化及其并发症、肝衰竭、原发性肝癌病例，以及相对少见的遗传代谢性肝病、疑难重症肝病病例，对病例的中西医结合诊断和治疗过程进行了详细讲解，进而分析中医、西医对疾病的认识，突出病例的中西医结合诊疗特色，旨在通过病例精解提高中医、中西医结合肝病医生的诊疗水平。

　　由于时间有限，本书的编写难免有不完善之处，敬请读者斧正。

李秀惠

目　录

第一章
急慢性肝炎

病例1 急性甲型肝炎

📋 病历摘要

【基本信息】

患者，女，55岁。

（1）主诉：乏力、厌油、身目发黄4天。

（2）现病史：4天前患者无明显诱因出现乏力、食欲减退、厌油，无恶心、呕吐、腹痛。期间曾出现1次体温升高，最高38℃。外院查肝功能明显异常，转来我院，诉眼黄、尿黄，小便色如浓茶样改变，

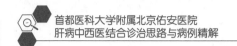

不伴有皮肤瘙痒，无大便颜色变浅。门诊实验室检查提示：谷丙转氨酶（alanine aminotransferase，ALT）1955.3 U/L，谷草转氨酶（aspartate aminotransferase，AST）1660.8 U/L，ALT/AST 0.85，总胆红素（total bilirubin，TBiL）89.7 μmol/L，直接胆红素（direct bilirubin，DBiL）69.2 μmol/L，白蛋白（albumin，ALB）35.2 g/L，球蛋白（globulin，GLB）46.4 g/L。甲型肝炎总抗体（+）：58.48 IU/L，甲型肝炎病毒 IgM 抗体（hepatitis A virus IgM antibody，HAV-IgM）（+）：6.80 COI。考虑急性甲型肝炎，收入住院治疗。

（3）既往史：23 年前因妊娠行剖宫产术，32 年前因阑尾炎行阑尾切除术，个人史无特殊。

（4）家族史：母亲已故，死于"糖尿病综合征"；父亲已故，死于"心肌梗死"。否认冶游史。

【体格检查】

体温 36.2 ℃，血压 124 / 70 mmHg，脉搏 90 次 / 分，呼吸 20 次 / 分。神志清，精神可，面色稍暗，皮肤、巩膜轻到中度黄染，肝掌（－），蜘蛛痣（－），心率 90 次 / 分，心律齐，双肺呼吸音清，未闻及啰音，腹软，无压痛，无反跳痛，肝肋下未触及，脾肋下未触及，肝区叩痛（－），腹水征（－），双下肢无水肿，神经系统检查未见异常。

【辅助检查】

凝血项：凝血酶原活动度（prothrombin time activity，PTA）76%。乙型肝炎病毒标志物检查：乙型肝炎病毒表面抗原（hepatitis B surface antigen，HBsAg）（－），乙型肝炎病毒表面抗体（hepatitis B surface antibody，HBsAb）（－），乙型肝炎 e 抗原（hepatitis B e antigen，HBeAg）（－），乙型肝炎 e 抗体（hepatitis B e antibody，HBeAb）（－），

笔记

乙型肝炎病毒核心抗体（hepatitis B core antibody，HBcAb）（−）。人类免疫缺陷病毒抗体（−），人类免疫缺陷病毒抗原（−），梅毒螺旋体抗体（−），丙型肝炎病毒抗体（−）。B超：脂肪肝，脾大。

【临床诊断】

（1）临床诊断：病毒性肝炎（甲型），急性黄疸型；非酒精性脂肪性肝病；阑尾切除术后；剖宫产术后。

（2）诊断依据：患者为中年女性，否认既往慢性肝病史，此次因乏力、食欲减退、厌油入院，甲型肝炎病毒IgM抗体（＋），实验室检查提示AST升高、ALT升高、胆红素升高，结合病史、症状、体征，考虑上述诊断成立。

【鉴别诊断】

（1）自身免疫性肝病：此病患者查血清持续性或反复性ALT升高，γ-球蛋白 > 25 g/L，IgG升高，病毒学指标（−），自身抗体（＋），抗HLA-DR$_3$（＋）、抗HLA-DR$_4$（＋）。可予患者完善自身抗体等检查，以除外此病诊断。

（2）酒精性肝损伤：此病患者应有长期大量饮酒史，或近期酗酒病史。该患者否认大量饮酒史或近期酗酒病史，暂不支持该诊断。

（3）肝豆状核变性：是一种常染色体隐性遗传性疾病，为铜代谢异常导致肝内铜的增加，并导致肝脏的损伤，铜在脑、肾、角膜等其他脏器的沉积，并引起相应脏器的损伤，可予完善血清铜、铜蓝蛋白、24 h尿铜等检查，以鉴别诊断。

【治疗】

给予多烯磷脂酰胆碱等保肝治疗，同时口服中药煎剂"茵陈五苓散"。1周后复查肝功能：ALT 237.8 U/L，AST 64.6 U/L，TBiL 128.1 μmol/L。

笔记

2 周后复查肝功能：ALT 33.2 U/L，AST 36.3 U/L，TBiL 17.9 μmol/L。患者症状基本消失，好转出院。

病例分析

1. 西医分析

甲型病毒性肝炎是甲型肝炎病毒（hepatitis A virus，HAV）引起的以肝炎症病变为主的一种传染病。甲型肝炎病毒经粪－口途径传播，是消化道传播的一种疾病。临床表现为疲乏、食欲减退、厌油、皮肤黄染、巩膜黄染、肝大等，肝功能明显异常，甲型肝炎病毒 IgM 抗体阳性一般可以诊断。临床分型主要分为急性黄疸型和急性无黄疸型，以急性黄疸型更多见。该病具有一定的自限性，无慢性化，引起急性重型肝炎少见。该例患者以乏力、食欲减退、厌油等消化道症状为主要表现，ALT、AST、TBiL 显著升高，甲型肝炎病毒 IgM 抗体（＋），诊断明确。需要说明的是，中西医结合治疗能够更有效缓解症状，恢复肝功能。

2. 中医分析

中医四诊：身目俱黄，颜色鲜明，无发热，伴有食欲减退，乏力明显、周身皮肤无瘙痒，舌淡红，苔白厚腻，脉滑，大便稀薄，每日 1 次，色黄，小便色黄，浓茶样改变，夜寐可。

中医诊断：黄疸，阳黄，湿重于热。

治则：利湿化浊，兼以清热。

方药：茵陈蒿汤。

分析：患者急性黄疸，黄色鲜明，属阳黄；食欲减退、乏力、苔白厚腻，脉滑，大便稀薄，提示患者脾虚湿盛。

黄疸的病位在脾、胃、肝、胆。基本病机：湿邪困遏，脾胃运化失健，肝胆疏泄失常，胆汁泛溢肌肤。病理性质：有阴阳之分。湿热交蒸，发为阳黄；寒湿瘀滞，发为阴黄。病理因素：有湿邪、热邪、寒邪、疫毒、气滞、瘀血六种，但其中以湿邪为主。病理演变：湿热蕴结化毒，疫毒炽盛，充斥三焦，深入营血，内陷心肝，发为急黄；阳黄误治失治，迁延日久，脾阳损伤，湿从寒化，则可转为阴黄；阴黄复感外邪，湿郁化热，又可呈阳黄表现。

病例点评

　　该例患者为急性甲型肝炎，诊断明确，中医诊断为黄疸（阳黄），经过中西医结合治疗，2 周后肝功能恢复正常，痊愈出院。其突出特征是中医的诊断和治疗对病程的影响。

　　黄疸的中医诊断要点：①目黄、肤黄、小便黄，其中目睛黄染为该病的重要特征；②常伴食欲减退、恶心呕吐、胁痛腹胀等症状；③常有外感湿热疫毒，内伤酒食不节，或有胁痛、癥积等病史。

　　黄疸的辨证：应以阴阳为纲，阳黄以湿热疫毒为主，阴黄以脾虚、寒湿为主。临证应根据黄疸的色泽，结合病史、症状，区别阳黄与阴黄。

　　以中医学研究角度分析，急性黄疸型病毒性肝炎属于阳黄范畴，多由瘟疫时邪、饮食不节、疏泄失常所致，热因湿阻而难清，治宜清热解毒、退黄利胆。

　　茵陈蒿汤中，甘草清热解毒；车前子利水通淋，清肝明目；滑石渗湿止泻，杀菌抑毒；茯苓利水渗湿，健脾宁心；生栀子清热利湿，凉血解毒；茵陈清热解毒，利湿退黄；大黄清热泻火，凉血解毒，利湿退黄。

　　同时，根据患者临床症见及个人体质差异，给予辨证治疗，发热、寒热者，加黄芩，以清热燥湿、泻火解毒；恶心呕吐者，加半夏、竹茹，以清热化痰、降逆止呕；食少纳呆者，加白术、薏苡仁，以除湿益脾、解毒散结；肝郁气滞者，加郁金，以行气解郁、利胆退黄。诸药合用，退黄保肝，对患者病情改善有显著效果。

（张纯　张美）

病例2　急性乙型肝炎

📋 病历摘要

【基本信息】

患者，男，45岁。

（1）主诉：乏力、食欲不振、尿黄11天。

（2）现病史：11天前无诱因出现乏力、食欲缺乏，厌油，伴恶心、无呕吐；小便呈浓茶色，大便颜色变浅；无鼻出血，无皮肤瘙痒。就诊于当地医院查ALT 1300 U/L，HBsAg（＋），TBiL 300 μmol/L，未诊治。8天前转入我院，住院复查ALT 600 U/L，应用保肝药物治疗约1周（具体药物及剂量不详），后复查胆红素水平无明显下降。为进一步诊治收入我科病房。自发病以来，患者精神、睡眠一般，食欲、小便如上述，大便颜色已恢复正常。

（3）既往史：2个月前开始服用"壮阳保健品"（具体成分不详），1个月后停用；自诉5年前曾患戊型肝炎，已治愈；有脑出血、高血压病史。个人史、婚育史无特殊。

（4）家族史：母亲因"食管癌"去世，父亲因"高血压、心肌梗死"去世。

【体格检查】

体温36.2 ℃，血压120/84 mmHg，脉搏76次/分，呼吸19次/分。神志清，精神可，面色晦暗，皮肤、巩膜重度黄染，肝掌（－），蜘蛛痣（－），心率76次/分。心律齐，各瓣膜听诊区未闻及病理性杂音，双肺呼吸音

笔记

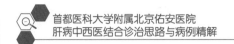

清，未闻及干、湿啰音，腹软，无压痛及反跳痛，肝肋下未触及，脾肋下未触及，肝区叩痛（－），腹水征（－），双下肢无水肿，神经系统检查未见异常。

【辅助检查】

血常规：白细胞（white blood cell，WBC）7.13×10^9/L，血红蛋白（hemoglobin，Hb）162.0 g/L，血小板（platelet，PLT）187×10^9/L。尿常规：胆红素（＋＋＋），尿胆原（－）。生化检查：ALT 1154.8 U/L，AST 513.5 U/L，TBiL 509.8 μmol/L，DBiL 249.5 μmol/L，碱性磷酸酶(alkaline phosphatase，ALP）74.5 U/L，ALB 37.1 g/L。凝血功能正常；HBsAg（＋），HBeAb（＋），乙型肝炎病毒核心 IgM 抗体（＋），HBV-DNA 733.71 copies/mL；戊型肝炎病毒 IgG 抗体（＋）。腹部超声：肝增大，弥漫性肝病表现，脾大。

【临床诊断】

（1）临床诊断：病毒性肝炎（乙型），急性黄疸型；药物性肝损伤可能；陈旧性脑出血；高血压（3 级），极高危。

（2）诊断依据：①患者为中年男性，急性病程；②临床主要表现为乏力、食欲减退、尿色加深、皮肤黄染、巩膜黄染、大便色浅；③辅助检查提示乙型肝炎病毒标志物（＋），肝酶、总胆红素明显升高；④否认慢性肝病史，考虑急性乙型肝炎可能性大；⑤乙肝病毒核心抗体 IgM（＋）有助于急性乙型肝炎的诊断。

【鉴别诊断】

（1）其他嗜肝病毒感染或重叠感染：需完善丙型肝炎病毒（hepatitis C virus，HCV）、巨细胞病毒（cytomegalovirus，CMV）、人类疱疹病毒 4 型（Epstein-Barr virus，EBV，EB 病毒）检测，以除外上述病毒感染导致的肝损伤。

（2）急性肝衰竭：患者筛查胆红素水平明显升高，但消化道症状不重，且不伴有Ⅱ度以上肝性脑病，暂不支持。

（3）药物性肝损伤：患者起病前应用"壮阳保健品"1个月，至起病前1个月停用，从时间上有药物导致肝损伤的可能性。药物性肝损伤为排除性诊断，且需尽可能获得具体成分。

【治疗】

入院查体：既往有口服保健品史，不除外药物性肝损伤可能。给予还原型谷胱甘肽、多烯磷脂酰胆碱行保肝治疗；予苦黄注射液、腺苷蛋氨酸退黄治疗。

复查生化指标：ALT 11.5 U/L，AST 15.8 U/L，TBiL 33.5 μmol/L，DBiL 9.7 μmol/L，ALP 56.2 U/L；HBsAg（－），HBeAb（＋），乙型肝炎病毒核心 IgM 抗体（＋），HBV-DNA ＜ 500 copies/mL。

病例分析

（1）2009 年 8 月 12 日初诊

患者急起黄疸 2 周，目前黄疸较深而鲜明，余无明显不适，脉沉弦缓，舌淡苔白滑。辨证：阴黄，寒湿内积。脉沉弦缓，故为脾虚湿滞，当从阴黄治，急以辛开为要。治疗当以温通寒湿为主，予真武汤、平胃散、柴胡达原饮合方加减。

方药：茵陈 30 g，茯苓 30 g，赤芍 30 g，炒苍术 15 g，黑附片 30 g，干姜 20 g，酒大黄 10 g，厚朴 10 g，陈皮 10 g，柴胡 15 g，焦槟榔 10 g，草果 10 g，细辛 10 g，炒薏米 20 g，7 剂。

（2）2009 年 8 月 17 日二诊

患者自觉明显好转，黄疸有所消退，脉沉弦缓，舌淡白边有齿痕，

笔记

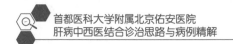

苔白，效不更方，仍继服前方，7剂。

（3）2009年8月24日三诊

患者黄疸明显消退，近2日自觉眩晕，仆倒一次，头部CT未发现新发病灶，舌质暗，苔薄腻，脉弦细，前方加天麻10 g、葛根30 g，7服。

（4）2009年9月1日四诊

患者黄疸渐行消退，头晕不明显，TBiL 62 μmol/L，脉弦缓，舌质暗红，苔薄腻，仍为阴黄，气滞血瘀，依前法调治，予金匮当归芍药散、大黄附子汤、桃核承气汤合方加味。

方药：当归10 g，川芎10 g，赤芍30 g，白芍15 g，葛根30 g，茯苓30 g，泽泻30 g，生白术30 g，桂枝10 g，桃仁15 g，芒硝10 g，大黄10 g，粉甘草10 g，黑附片30 g，细辛10 g，7剂。

病例点评

目前中医诊断黄疸，多以黄色鲜明如橘子色为阳黄，黄色晦暗如烟熏为阴黄，证诸临床则未必尽然。《金匮要略》曰"黄家所得从湿得之""脾色必黄，瘀热以行"。盖湿为黄疸必有之邪，黄疸有从太阴寒化者，有从阳明热化者，即《黄帝内经》所谓"阳道实、阴道虚""实则阳明，虚则太阴"。故认为，黄疸分阴阳即偏于太阴病者为阴黄，偏于阳明病者为阳黄，不可完全以面色辨。黄疸上升迅速则其色多鲜明，黄疸羁留日久则其色多晦暗，与阴黄、阳黄无干，故黄疸辨证不可过度强调面色鲜明或晦暗。

（杨华升　邱金鹏）

笔记

病例 3　急性戊型肝炎合并 Graves 病

病历摘要

【基本信息】

患者，男，24 岁。入院日期：2018 年 1 月 22 日。

（1）主诉：乏力、食欲减退伴目黄、小便黄 10 天。

（2）现病史：10 天前无明显诱因出现乏力，活动后明显加重，食欲减退，厌油，进食量约平时的 1/3；进食后感恶心，继而出现眼睛黄染，小便似浓茶色，无发热、皮肤瘙痒、灰白便。随后前往当地医院就诊并住院治疗。肝功能检查：ALT 1314 U/L，AST 903 U/L，TBiL 320 μmol/L，DBiL 166.5 μmol/L。病毒学指标：HEV-IgM（＋）。诊断为"病毒性肝炎（戊型），急性黄疸型"，具体治疗不详，为进一步诊治转来我院就诊，门诊以急性戊型肝炎收住我科。

（3）既往史：平素健康状况良好。否认传染性疾病史，否认高血压，否认糖尿病，否认心脏病，否认其他非传染性疾病，否认外伤史，否认手术史，否认性病史，否认过敏史。

（4）流行病史：否认肝炎接触史，否认乙型肝炎疫苗接种史，否认职业暴露史，否认可能传播因素，否认输血及血制品史，否认其他传染病接触史，否认其他传染病预防接种史，否认疫区居住史。

（5）家族史：父母体健，否认肝病家族史，否认肿瘤家族史，否认遗传性疾病家族史。

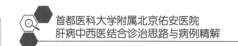
【体格检查】

体温 36.8 ℃，血压 130/60 mmHg，脉搏 80 次 / 分，呼吸 19 次 / 分。发育正常，营养良好，神志清，查体合作。无肝掌、蜘蛛痣；皮肤、黏膜、巩膜重度黄染；心肺未见明显异常；腹软，无压痛、反跳痛及肌紧张；肝脾肋下未触及，移动性浊音（–）；双下肢无水肿。

中医四诊：身目俱黄，色泽如橘，舌红苔腻，脉滑数。

【辅助检查】

实验室检查：ALT 112.4 U/L，AST 78.8 U/L，TBiL 187.7 μmol/L，D/T 0.78，γ - 谷氨酰转肽酶（γ -glutamyl transpeptidase，GGT）63 U/L，ALP 140.4 U/L。甲状腺功能：游离三碘甲状腺原氨酸（free triiodothyronine，FT$_3$）14.71 pmol/L，总三碘甲状腺原氨酸（total triiodothyronine，TT$_3$）4.54 nmol/L；游离甲状腺素（free thyroxine，FT$_4$）44.06 pmol/L，总甲状腺激素（total thyroxine，TT$_4$）299.02 nmol/L。促甲状腺激素（thyroid-stimulating hormone，TSH）< 0.0025 mIU/L。甲状腺球蛋白抗体403.3 IU/mL，促甲状腺激素受体抗体 14.7 IU/L，甲状腺过氧化物酶自身抗体 121.6 IU/mL。HEV-IgM（＋），余肝炎病毒指标（–），自身抗体（–）。

彩超检查（含工作站、彩色照片）/ 单系统甲状腺回声不均（我院 2018 年 1 月 25 日）：回声不均。动态心电图（我院 2018 年 1 月 25 日）监测全程：窦性心律频发房性期前收缩，部分伴室内差异性传导，部分未下传部分时段可见 T 波改变（部分心率增快，Ⅱ，Ⅲ，AVF，V$_3$ ～ V$_6$ 导联）患者未诉不适。彩超检查（含工作站、彩色照片）/ 单系统肝胆脾胰双肾腹水（我院 2018 年 1 月 24 日）：弥漫性肝病表现，目前未探及腹水。

【临床诊断】

西医诊断：病毒性肝炎（戊型），急性黄疸型；甲状腺功能亢进症。

中医诊断：黄疸，阳黄；瘿病。

【鉴别诊断】

（1）酒精性肝病。

（2）肝外梗阻性黄疸，非酒精性脂肪性肝病。

【治疗】

予保肝降酶，退黄治疗。甲状腺功能亢进症且伴有重度肝损伤时，建议行 ^{131}I 治疗，代谢亢进导致症状突出时可采用普萘洛尔等对症处理。中药甘露消毒丹适用于肝胆湿热证，均适于该证型下的这两种疾病，加用后也取得了较好疗效。

给予保肝、退黄治疗，加用中药甘露消毒丹加减，并针对甲状腺功能给予美托洛尔对症处理。

【随访】

肝功能完全恢复正常后于另一医院行 ^{131}I 治疗。

病例分析

1. 西医分析

（1）病例特点

1）青年男性，急性病程。

2）有经常外出就餐史。

3）症状：乏力，活动后明显加重，食欲减退，厌油，巩膜黄染，小便浓茶色，肝功能显著异常。HEV-IgM（＋）。

4）查体：皮肤、巩膜重度黄染，余未见明显阳性体征。

5）辅助检查：外院 B 超提示胆囊多发结石。

（2）诊断依据

根据患者流行病学史（经常外出）、临床表现、病毒性肝炎（戊型）近期感染标志物 HEV-IgM（＋），急性戊型肝炎诊断明确；患者为青年男性，有乏力、消瘦、甲状腺功能检测提示 FT_3、TT_3、FT_4、TT_4 均显著升高，TSH 显著降低，甲状腺特异性抗体（＋），Graves 病诊断明确。两者合并出现则临床少见。

2. 中医分析

湿热蕴蒸，胆汁外溢肌肤，因热为阳邪，故黄色鲜明。还可有发热口渴，小便短少黄赤，是湿热之邪方盛，热耗津液，膀胱为邪热所扰，气化不利所致，阳明热盛则大便秘结，腑气不通，则腹部胀满。湿热蕴结，肝胆热盛，故苔黄腻，脉象弦数。心中懊恼，恶心欲吐，口干而苦，均为湿热熏蒸，胃浊和胆汁上逆所引起。

中医学认为，甲状腺功能亢进症属"瘿病"，肝胆湿热是其证型之一，同时肝胆湿热也为阳黄的主要证型，因此属于同一证型在不同器官的表现，治疗消利肝胆湿热，有望两病恢复。

病例点评

肝是甲状腺激素主要灭活器官。肝炎导致肝细胞损伤，肝细胞灭活甲状腺激素功能减弱，血中 FT_3、FT_4 增高，导致 Graves 病的甲状腺功能亢进症加重。甲状腺激素升高会引起大量代谢产物及有毒物质堆积，加重肝的负担；机体耗氧增多，肝相对缺氧，导致肝脂肪变性、肝细胞坏死；肝糖原耗损增多，必需氨基酸、维生素消耗过多，肝营养不良，肝损伤加重；对肝有直接毒性作用。病毒性肝炎合并 Graves 病时，两者相互影响，容易造成肝损伤及甲状腺功能亢进加重。而在中医辨证方面也具有异病同证的特点，在中医治疗方面则采用了异病同治的策略。

该病例急性戊型肝炎诊断明确，甲状腺功能指标改变明显。经护肝、退黄综合治疗，肝功能与甲状腺功能好转。需要说明的是，由于抗甲状腺药物有可能再次加重肝脏损伤，因此，在肝功能严重损伤期，暂不应用抗甲状腺药物，^{131}I 治疗是肝损伤患者的最佳选择，该治疗对肝功能要求不高，我院曾对多例严重肝损伤合并甲状腺功能亢进的患者采用 ^{131}I 治疗，取得了良好的效果。在急性肝损伤期间，需要根据代谢情况给予普萘洛尔等对症治疗。

参考文献

1. 刘政芳，李芹. 甲状腺机能亢进症合并戊型肝炎 32 例临床分析. 贵州医药，2009，33（7）：646-647.

2. 张国兴. 急性戊型肝炎并甲状腺功能亢进一例. 临床肝胆病杂志，2008，24（1）：21.

3. 刘勇钢. 甲状腺机能亢进对戊型病毒性肝炎血清胆红素峰值的影响. 中华传染病杂志，2004，22（2）：127-128.

（李丽）

笔记

病例 4　慢性乙型肝炎

病历摘要

【基本信息】

患者，男，31 岁。

（1）主诉：乙型肝炎标志物阳性 20 年余，乏力 1 个月，于 2016 年 1 月 11 日门诊以慢性乙型肝炎收入院。

（2）现病史：20 年前体检时发现 HBsAg（+），肝功能正常；3 年前肝功能异常，ALT 500 U/L，口服替比夫定每日 1 次至今。1 个月前患者自觉乏力，无食欲减退、厌油、恶心、呕吐等症状，无尿色发黄。10 天前来我院就诊，实验室检查见肝功能异常：ALT 835.9 U/L，AST 287.4 U/L，TBiL 19.4 μmol/L，DBiL 7.2 μmol/L，ALB 44.9 g/L，为进一步诊治收入院。

（3）既往史：平素健康状况良好。否认传染性疾病史，否认高血压、心脏病、糖尿病及其他非传染性疾病史，否认外伤史，9 年前行鼻中隔纠正手术，否认性病史，否认过敏史。

【体格检查】

患者主要表现为乏力，食欲尚可，无恶心、呕吐及尿色发黄等症状。血压 120/80 mmHg。神志清，慢性面容，肝掌（−），蜘蛛痣（−），皮肤、巩膜无黄染，心肺听诊无异常，腹软、全腹无压痛及反跳痛，肝脾肋下未及，墨菲征（−），腹水征（−），双下肢无水肿，神经系统检查（−）。

【辅助检查】

全血细胞分析（2016 年 1 月 11 日）：WBC 4.11 × 10^9/L，RBC 5.36 × 10^{12}/L，Hb 165.0 g/L，PLT 132.0 × 10^9/L。凝血项（2016 年 1 月 11 日）：PTA 90.0 %；血生化Ⅰ＋肝功能Ⅰ（2016 年 1 月 11 日）：ALT 716.3 U/L，AST 243.4 U/L，TBiL 15.4 μmol/L，DBiL 3.0 μmol/L，ALB 44.9 g/L，尿素氮（blood urea nitrogen，BUN）3.77 mmol/L，肌酐（creatinine，Cr）68.1 μmol/L，尿酸（uric acid，Uc）351.2 μmol/L，血糖 4.7 mmol/L，胆固醇 4.3 mmol/L，钾 4.19 mmol/L，钠 141.6 mmol/L，氯 102.2 mmol/L，GGT 54.1 U/L，碱性磷酸酶 63.5 U/L；甲型肝炎抗体测定＋乙型肝炎五项（微粒、发光法）＋丙型肝炎抗体测定（2016 年 1 月 2 日）：HBsAg 746.5（＋），HBeAg 1296（＋），HBcAb 0.009（＋），甲型肝炎病毒 IgM 抗体 0.305（－），丙型肝炎抗体Ⅱ 0.036（－）；甲胎蛋白＋单个凝血因子活性定量（2016 年 1 月 4 日）：甲胎蛋白 16.78 ng/mL；HBV-DNA（2016 年 1 月 4 日）：8.58 × 10^7 IU/mL；自身抗体系列（2016 年 1 月 4 日）：抗核抗体（ANA）（－），抗线粒体抗体（－），抗平滑肌抗体（－），抗肝肾微粒体抗体（－）；甲状腺功能检查五项（2016 年 1 月 4 日）：TT$_3$ 2.56 nmol/L，TT$_4$ 93.55 nmol/L，FT$_3$ 5.91 pmol/L；戊型肝炎抗体测定（2016 年 1 月 4 日）：戊型肝炎病毒 IgM 抗体（－）0.077～0.021，戊型肝炎病毒 IgG 抗体（－）0.065～0.011；EB 病毒（Epstein-Barr virus，EBV）＋细小病毒抗体检测（2016 年 1 月 4 日）：抗 EBV 衣壳 IgM（－）；人细小病毒 B19 抗体 IgM（－）；乙型肝炎病毒 DNA 序列测定：rtM204I（＋）。

【临床诊断】

（1）临床诊断：病毒性肝炎（乙型）慢性（中度），脾大。

（2）诊断依据：患者为青年男性，慢性病程，20 年前乙型肝炎病毒

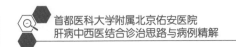

标志物阳性，近 1 个月患者出现乏力，近 10 天患者实验室检查肝功能异常，我院实验室检查肝功能明显异常，故考虑上述诊断。

【治疗】

1. 西医治疗

入院进一步完善相关检查，明确为慢性乙型肝炎，出现肝功能严重损伤，予多烯磷脂酰胆碱注射液、复方甘草酸苷注射液、苦黄注射液、脱氧核苷酸钠注射液等保肝、降酶、促进肝功能恢复治疗，针对乙型肝炎病毒出现病毒耐药，根据 HBV-DNA 序列测定，考虑存在替比夫定耐药，给予替比夫定联合阿德福韦抗病毒治疗，经积极治疗 3 周后患者肝功能逐渐恢复，乙型肝炎病毒载量下降，治疗有效。

2. 中医治疗

主证：倦怠乏力。

中医病机：脾虚失于健运，胃肠的纳谷及传化功能失常，故饮食减少，食后胃脘不舒，大便溏薄。脾虚不能化生水谷精微，气血来源不充，形体失养，故倦怠乏力，面色萎黄，舌淡红，苔薄白，脉沉细弱。

辨证：虚劳，脾气虚证。

治则：健脾益气。

方药（四君子汤加味）：党参 30 g，茯苓 10 g，炒白术 10 g，炙甘草 6 g，茵陈 15 g，大黄 10 g，大枣 15 g，干姜 10 g，黄连 5 g，黄芩 10 g，炙五味子 10 g。7 剂，水煎服，150 mL，每日 2 次。连续服用 3 周，病愈出院。

【随访】

出院后进行随诊，患者于 2016 年 3 月实验室检查肝功能基本恢复正常，ALT 65 U/L，HBV-DNA 下降至 8.1×10^2 IU/mL；于 2016 年 3 月将抗病毒药更换为富马酸替诺福韦二吡呋酯片，300 mg/d，口服。2018 年 1 月及 2019 年 4 月实验室检查肝功能均正常，乙型肝炎病毒脱氧核糖核酸检测（-）。

病例分析

患者为青年男性，慢性病程，有乙型肝炎家族史，有一个妹妹为乙型肝炎表面抗原携带者，患者乙型肝炎标志物阳性 20 余年病史明确，近 1 个月患者出现乏力，近 10 天患者实验室检查见肝功能异常，我院实验室检查见肝功能明显异常，结合患者有乙型肝炎家族史，故诊断考虑病毒性肝炎（乙型），慢性（中度）明确。

乙型肝炎的发病机制非常复杂，肝细胞病变主要取决于机体的免疫状况。免疫应答既可清除病毒，同时也导致肝细胞损伤，甚至迫使病毒变异。黄疸以肝细胞性黄疸为主。由于胆小管壁上的肝细胞坏死，导致管壁破裂，胆汁反流入血窦。肿胀的肝细胞压迫胆小管，胆小管内胆栓，炎症细胞压迫肝内小胆管等均可导致胆汁淤积。肝细胞膜通透性增加及胆红素的摄取、结合、排泄等功能障碍都可以引起黄疸。因此，大多数病例都有不同程度的肝功能受损。

病例点评

详阅病历，有明确乙型肝炎家族史。查体可见慢性肝病面容，其他未见阳性体征。诊断明确：病毒性肝炎（乙型）慢性（中度）。目前抗病毒药物治疗无法根治清除病毒。核苷类药物需要长期服用以干扰、抑制病毒复制，减缓病毒对肝细胞损伤，但因病毒可在复制过程中出现变

笔记

异，部分变异病毒对药物的敏感性较差，造成病毒再度活跃复制，逐渐耐药株占优势，再次对肝细胞造成损伤。故服用核苷类药物应定期监测肝功能、乙型肝炎五项、乙型肝炎病毒定量等指标。

慢性乙型肝炎多起病隐匿，乏力是早期的主要症状，虚劳多见形神疲惫、面容憔悴、不思饮食等，是以脏器的气血阴阳的虚损为主要表现。患者面色萎黄，舌淡红，苔薄白，脉沉细弱，提示以脾气虚为主。治疗当以健脾益气之法，选用四君子汤加减获效。

慢性乙型肝炎在中医学上分为五个证型，分别是肝胆湿热、肝郁脾虚、肝肾阴虚、脾肾阳虚、瘀血阻络。该患者呈慢性病程，久病多虚，疾病过程中涵盖了气血阴阳的虚损，虚劳之脾气虚，属于肝郁脾虚范畴。气虚是阳虚之始，如果病情未控制进一步发展可损及阴阳。虚劳的治疗以补益为基本原则，根据虚损的脏腑及气虚阴阳损之不同针对性地补益，早期补虚纠偏，防治虚损进一步加重演化很有必要。

慢性乙型肝炎治疗的总体目标为最大限度地长期清除或持续抑制体内的乙型肝炎病毒（hepatitis B virus，HBV），减轻肝细胞炎症坏死及肝纤维化，延缓和阻止疾病进展，减少和防止肝失代偿、肝硬化、肝癌及其并发症的发生，从而提高生活质量和延长存活时间。慢性乙型肝炎治疗主要包括抗病毒、免疫调节、抗炎保肝、抗纤维化和对症治疗。其中抗病毒治疗是关键，只要有适应证，且条件允许，就应进行规范的抗病毒治疗。

该患者病史明确，于2012年1月开始应用替比夫定治疗，约2年后乙型肝炎病毒阴转，但阴转较慢，早期抗病毒效果欠佳，出现耐药概率比早期阴转患者高。患者此次实验室检查肝功能出现异常，乙型肝炎病毒复制活跃，存在耐药、血清转氨酶等异常，考虑患者处于慢性乙型肝炎活动期，故抗病毒治疗失败。患者病毒学指标不支持合并其他嗜肝病毒感染，无肝损伤药物史，无饮酒史，患者目前可除外合并其他病毒感染、药物性肝损伤、酒精性肝损伤，患者出现替比夫定耐药，治疗加用阿德福韦联合抗病毒治疗，治疗方案可行，但抗病毒效果缓慢，起效慢，可考虑选择恩替卡韦联合阿德福韦抗病毒治疗，或选择目前最新药物富马酸替诺福韦片抗病毒治疗，对于耐药后抗病毒治疗效果佳，但此药物为自费药物，费用较高，需与患者充分沟通，告知其更换抗病毒药的必要性。

该患者需警惕黄疸的出现及胆红素升高，需考虑患者为慢性乙型肝炎（中度），必要时行肝穿刺术明确诊断，治疗可给予保肝、降酶、抗病毒药物治疗，观察病情变化。

（罗晓岚）

笔记

第二章
肝衰竭

病例 5　急性乙型肝炎肝衰竭

病历摘要

【基本信息】

患者，男，56 岁。

（1）主诉：发热 5 天，肝功能异常 1 天。

（2）现病史：患者于 5 天前无明显诱因出现发热，体温最高 39.7 ℃，伴有畏寒、寒战，无咳嗽、咳痰，无喘憋，伴有周身关节疼痛，于外院就诊除外甲型流感，给予磷酸奥司他韦胶囊治疗，每日 2 次，口服 1 日，效果欠佳。患者自发病以来精神差，食量减少，睡眠无改变，小便浓茶样，大便正常，症状无改善。1 天前实验室检查提示 ALT 5485 U/L，TBiL 122.8 μmol/L，转氨酶明显升高，肝损伤严重，伴有乏力，自觉眼黄、尿黄，无周身皮肤瘙痒，为进一步治疗于我院就诊，急诊以"肝功能异常"收入院。

（3）既往史：1 年前因痔疮行痔疮环切手术。个人史、家族史无特殊，否认冶游史。

【体格检查】

体温 38.6 ℃，血压 134/75 mmHg，脉搏 80 次 / 分，呼吸 20 次 / 分。神志清，精神差，肝掌（＋），皮肤、巩膜中度黄染，心肺听诊尚可，腹平、腹肌紧张，全腹无压痛、无反跳痛，肝脾肋下未触及，肝区叩痛（＋）。移动性浊音（－），下肢无水肿，神经征（－）。

【辅助检查】

腹部 B 超（2019 年 3 月 29 日）：胆囊壁不均匀明显增厚，内可见多发低回声。凝血项（急）（我院 2019 年 3 月 29 日）：PTA 34%。肝功能（急）（我院 2019 年 3 月 29 日）：ALT 0.5 U/L，AST 5780.8 U/L，AST / ALT 11561.6，TBiL 161.7 μmol/L，DBiL 137.7 μmol/L，DBiL /TBiL 0.85；总蛋白 65.3 g/L，ALB 35 g/L，球蛋白 30.3 g/L，白蛋白 / 球蛋白 1.16。（急）全血细胞分析（我院 2019 年 3 月 29 日）：WBC 5.23×10^9/L，RBC 5.03×10^{12}/L，Hb 148 g/L，PLT 72×10^9/L，中性粒细胞百分率 62.9%。乙型肝炎病毒核心抗体 IgM 测定（进口）（我院 2019 年 4 月 1 日）：乙型肝炎病毒核心 IgM 抗体（＋）：27.36 COI（其他检查指标参见表 5-1）。甲型肝炎病毒 IgM 抗体、戊型肝炎抗体（－），自身抗体 ANA、AMA（－）。腹部 CT：肝炎性改变，胆囊炎。腹部 B 超：弥漫性肝病表现；包膜欠光滑，回声较粗亮；肝脏增大。其他检查指标见表 5-1。

笔记

表 5-1 其他检查指标

日期	HBV-DNA（IU/mL）	HBsAg（IU/mL）	ALT（U/L）	TBiL（mmol/L）
2019 年 4 月 1 日	2.34×10^6	6121	2544	153
2019 年 4 月 9 日	3.2×10^5	1783	783	190
2019 年 4 月 15 日	6.9×10^4	911	1397	158
2019 年 4 月 22 日	8.3×10^3	423	475	66
2019 年 5 月 5 日	6.7×10^2	16	423	37.5
2019 年 5 月 21 日	56	0.461	67.9	21.8

【临床诊断】

（1）临床诊断：急性肝衰竭；病毒性肝炎（乙型），急性黄疸型。

（2）诊断依据：患者为中年男性，急性病程，以发热、乏力、眼黄、尿黄为主要表现，实验室检查提示：HBV-DNA、HBsAg、HBeAb、HBcAb（+），乙型肝炎病毒核心 IgM 抗体（+），考虑病毒性肝炎（乙型），急性黄疸型诊断明确。

【鉴别诊断】

（1）自身免疫性肝病：此例患者查血清持续性或反复性 ALT 升高，γ- 球蛋白 > 25 g/L，IgG 升高，病毒学指标均（−），自身抗体（+），抗 HLA-DR$_3$（+）、抗 HLA-DR$_4$（+）。可予患者完善自身抗体等检查，以除外此病诊断。

（2）酒精性肝损伤：此例患者应有长期大量饮酒史，或近期酗酒病史。该患者否认大量饮酒史或近期酗酒病史，暂不支持该诊断。

（3）肝豆状核变性：此病是一种常染色体隐性遗传性疾病，为铜代谢异常导致肝内铜的增加，并导致肝损伤，同时血铜升高，还可在脑、肾、角膜等其他脏器沉积，并引起相应脏器的损伤。可予完善血清铜、铜蓝蛋白、24 h 尿铜等检查以鉴别诊断。

笔记

【治疗】

给予多烯磷脂酰胆碱、苦黄、还原型谷胱甘肽等积极保肝，恩替卡韦抗病毒，奥美拉唑抑酸，甲泼尼龙顿挫治疗后患者症状逐渐缓解。患者住院期间出现口腔黏膜白斑，考虑真菌感染，给予氟康唑胶囊口服，后患者口腔白斑消失。

病例分析

1. 西医分析

该患者急性病程，以发热、乏力、眼黄、尿黄为主要表现，化验提示 HBV-DNA、HBsAg、HBeAb、HBcAb（＋），乙型肝炎病毒核心 IgM 抗体（＋），考虑病毒性肝炎（乙型）、急性黄疸型诊断明确。经治疗后患者症状明显缓解，肝功能明显好转。

2. 中医分析

证见：身目俱黄，黄色鲜明，乏力明显，食少，纳呆，口干口苦，无恶心、呕吐，口渴欲饮，大便干、色黄，小便如浓茶样改变、量少，腹胀明显，自觉发热、体温正常，夜寐欠佳，舌红苔黄腻，脉弦滑。

中医诊断：急黄。

中医证候：阳黄兼表证。

中医治法：通表除黄。

方药：麻黄连翘赤小豆汤。方中麻黄、杏仁、生姜，辛温宣发，解毒散邪；连翘、赤小豆、生梓白皮，清热除湿退黄；炙甘草、大枣，甘平和中。上药共奏解表散邪、清热除湿退黄之功。

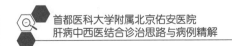

病例点评

随着乙型肝炎疫苗接种的普及，我国青少年的发病率有明显下降趋势，而受生活方式及多种因素的影响，急性乙型肝炎发病率却有逐年上升趋势。绝大多数急性乙型肝炎患者能得到及时正确的诊断，而且急性乙型肝炎的预后较好，多数患者可完全恢复并能清除病毒，这得益于急性乙型肝炎患者 HBV 的清除主要是通过非细胞溶解机制。急性乙型肝炎患者大多数会自愈，因此临床上一般无须抗病毒治疗。

由于不进行抗病毒治疗，10% ～ 40% 的患者会转化为慢性乙型肝炎。有研究发现，未抗病毒组近 33.33% 发生慢性化，后者将成为潜在的肝硬化、肝癌和肝衰竭的患者，其危害性不容忽视。根据观察比较结果，发现经过抗病毒治疗的患者，HBsAg、HBeAg 清除率或血清转换率和 HBV-DNA 转阴率均优于对照组，其中治疗组 HBeAg 转换率达到100%，而 HBsAg 清除率高达 95.2%，提示急性乙型肝炎抗病毒治疗是非常必要的，特别是早期应用抗病毒治疗可以提高 HBeAg 转换率，尽早达到 HBV-DNA 阴转，降低慢性化率，从而促进疾病康复。

《诸病源候论·黄疸诸候·急黄候》中记载："脾胃有热，谷气郁蒸，因为热毒所加，故卒然发黄，心满气喘，命在顷刻，故云急黄也。"急黄（或瘟黄）在发病过程中可出现"血证""鼓胀""肝厥"等，病机上多属于正虚邪实，其基本病机集中在毒、热、湿、虚、瘀等方面。患者中医诊断为急黄，证型属湿热瘀血阻滞经络，早期予利湿通经络，兼以清热治法，以达到疏通经络、退黄的目的。后期退黄后予扶正，加强补肾治疗，可取得良好的疗效。

参考文献

1. 柏保利，胡明芬，匡小林，等．急性乙型病毒性肝炎抗病毒治疗的临床研究．云南医药，2018，39（5）：394-397.

2. 中华医学会感染病学分会肝衰竭与人工肝学组，中华医学会肝病学分会重型肝病与人工肝学组．肝衰竭诊治指南（2018年版）．西南医科大学学报，2019，42（2）：99-106.

（张纯　张美）

笔记

病例 6　亚急性肝衰竭

病历摘要

【基本信息】

患者，男，38 岁。入院日期：2008 年 3 月 1 日。

（1）主诉：乏力，尿黄 1 个月，加重 1 周。

（2）现病史：患者于 1 个月前无明显诱因出现乏力，尿黄淡茶色，在当地医院住院治疗。生化检查：ALT 3022 U/L，AST 986 U/L，TBiL 120 μmol/L。HBsAg（＋），行肝脏病理检查显示：纤维化 4 期（S4，肝硬化），中度炎症损伤（G3）。近 1 周黄疸进行性加重，乏力明显，恶心，呕吐，进食明显减少，稍有腹胀。复查：ALT 122 U/L，AST 94 U/L，TBiL 546.4 μmol/L，PTA ＜ 40%，在当地医院诊断为乙型肝炎肝硬化基础上"慢性重型肝炎"，转我院治疗。

（3）既往史：吸烟史 20 年，每日 20 支；饮酒史 15 年，酒精 740 g/d。

（4）流行病史：否认肝病家族史。配偶患有乙型肝炎。

【体格检查】

神志清，精神弱，面色暗，肝掌（＋），蜘蛛痣（＋），皮肤、巩膜重度黄染。心肺听诊无异常。腹饱满，压痛（－），反跳痛（－），肝脾肋下未及，移动性浊音（－）。双下肢无水肿。神经系统（－）。

【辅助检查】

肝功能：ALT 94 U/L，AST 71 U/L，TBiL 503 μmol/L，ALB 39 g/L。

PTA 36%。乙型肝炎病毒标志物检查：HBsAg、HBeAg、HBcAb（＋），HBV-DNA（－）。

【临床诊断】

慢加急性肝衰竭；病毒性肝炎（乙型）；酒精性肝病。

【治疗】

1. 西医治疗

入院后按重型肝炎积极抢救治疗，予谷胱甘肽、前列地尔等保肝退黄并输血浆治疗。

2. 中医治疗

（1）初诊治疗

中医四诊：乏力、腹胀明显，身黄、目黄、黄色鲜明，稍有恶心，无呕吐，食欲差，舌暗苔腻偏黄，舌体胖大，边有齿痕，舌下静脉增粗，脉滑。

中医诊断：黄疸，阳黄，热重于湿。

中医治疗：院内协定方药（灌肠Ⅰ号方：大黄、厚朴、枳实、生地、蒲公英等）灌肠治疗以通腑解毒。中药汤剂以健脾化湿，活血解毒为法。组方：太子参20g，炒白术15g，炙甘草10g，云苓10g，广木香6g，砂仁6g，醋柴胡10g，枳壳10g，赤芍30g，茵陈30g，藿香10g，佩兰10g，焦三仙（各）10g，郁金10g，姜黄30g，桂枝10g，丹参20g。7剂，每日1剂，水煎服。

（2）1周后治疗

1周后乏力、恶心、腹胀症状明显好转，食欲可。

中医四诊：舌暗苔腻偏黄，舌体胖大，边有齿痕，舌下静脉增粗，脉滑。

笔记

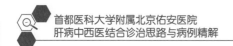
辅助检查：ALT 54 U/L，AST 61 U/L，TBiL 245 µmol /L，ALB 32 g/L，PTA 56%。

西医治疗：继续予谷胱甘肽、前列地尔、输血浆等治疗。

中医治疗：院内协定方药（灌肠 I 号方）灌肠治疗。中药汤剂续前方，7 剂。

（3）2 周后治疗

2 周后患者无乏力、恶心、腹胀症状，食欲佳。

中医四诊：舌暗苔腻偏黄，舌体胖大，边有齿痕，舌下静脉增粗，脉滑。

辅助检查：ALT 26 U/L，AST 27 U/L，TBiL 121 µmol/L，ALB 34 g/L，PTA 89%。

取外院病理片在我院病理科读片示：急性黄疸型肝炎，较重型，HBsAg（–），HBcAg（–）。

西医修正诊断：亚急性肝衰竭，病毒性肝炎（乙型），酒精性肝病。

西医治疗：继续予谷胱甘肽、前列地尔等保肝退黄治疗。

中医治疗：院内协定方药（灌肠 I 号方）灌肠治疗。中药汤剂前方减桂枝。14 剂，每日 1 剂。

（4）4 周后治疗

4 周后辅助检查：ALT 17 U/L，AST 21 U/L，TBiL 21 µmol/L，ALB 34 g/L。乙型肝炎五项：HBsAg、HBeAg、HBcAb（+），HBV-DNA（–）。

西医治疗：继续予谷胱甘肽、前列地尔等保肝治疗。

中医治疗：中药续前方，14 剂，每日 1 剂。

患者痊愈出院。3 个月后在门诊复诊，查肝功能正常，乙型肝炎五项：HBsAb、HBeAb、HBcAb（+）。

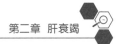

病例分析

【诊断依据】

《肝衰竭诊疗指南》称重型肝炎为肝衰竭，分急性肝衰竭、亚急性肝衰竭、慢加急性（亚急性）肝衰竭、慢性肝衰竭。甲、乙、丙、丁、戊型均可引起，我国以乙型肝炎最多，其病死率高。

慢性重型肝炎，包括慢加急性（亚急性）肝衰竭和慢性肝衰竭，慢加急性（亚急性）肝衰竭是在慢性肝病基础上，短期内发生急性或亚急性肝功能失代偿的临床症候群，表现为：①极度乏力，有明显消化道症状；②黄疸迅速加深，血清 TBiL 大于正常值上限 10 倍或每日上升≥17.1 μmol/L；③出血倾向明显，PTA＜40%（或 INR≥1.5），并排除其他原因；④腹水；⑤伴或不伴肝性脑病（hepatic encephalopathy，HE）。

慢性肝衰竭是指在肝硬化基础上，肝功能进行性减退和失代偿：①血清 TBiL 明显升高；②白蛋白明显降低；③出血倾向明显，PTA＜40%（或 INR≥1.5）并排除其他原因者；④有腹水或门静脉高压等表现；⑤肝性脑病。

该患者为青年男性，实验室检查乙型肝炎病毒表面抗原阳性，虽然无肝病家族史，但配偶患有乙型肝炎，有乏力、恶心、腹胀等症状，外院病理提示纤维化 4 期（S4，肝硬化），中度炎症损伤（G3），同时血清 TBiL 大于正常值上限 10 倍，PTA 低于 40%，故诊断考虑病毒性肝炎（乙型）慢性重型，但是患者病史 1 个月，亚急性不除外，同时患者饮酒史 15 年，酒精 740 g/d，达到酒精性肝病诊断标准，故考虑存在酒精性肝病。

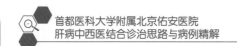

【鉴别诊断】

（1）亚急性重型肝炎（亚急性肝衰竭）：指 2～26 周出现以下表现者。①极度乏力，有明显消化道症状；②黄疸迅速加深，血清 TBiL 大于正常值上限 10 倍或每日上升 ≥ 17.1 μmol/L；③伴或不伴肝性脑病；④出血倾向明显，PTA < 40%（或 INR ≥ 1.5）且排除其他原因。该患者病史 1 个月，不除外是亚急性重型肝炎诊断。

（2）急性重型肝炎（急性肝衰竭）：急性起病，2 周内出现 Ⅱ 度及 Ⅱ 度以上肝性脑病并有以下表现者。①极度乏力，有明显厌食、腹胀、恶心、呕吐等消化道症状；②短期内黄疸进行性加深；③出血倾向明显，PTA < 40%（或 INR ≥ 1.5），且排除其他原因；④肝脏进行性缩小。该患者无肝性脑病表现，同时患者病程大于 2 周，故目前不考虑急性重型肝炎。

病例点评

该病例患者有长期饮酒史，在酒精性肝病基础上急性感染 HBV 而发展为重型肝炎。酒精性肝病是该例患者急性感染 HBV 后重症化的重要因素。该病例早期在外院就诊期间，因患者有酒精性肝病，与急性感染 HBV 混淆，误诊为慢性感染 HBV 而发展为肝硬化。根据其临床表现中医大体可归属急黄、瘟黄、血证、鼓胀、昏迷等病范畴。该病例采用中西医结合，多法联用的综合抢救治疗措施，治疗效果理想。

我院一直采用院内协定方药灌肠 Ⅰ 号方（清肠利肝方）灌肠治疗重型肝炎患者。该方以清热解毒、活血退黄、泻下为组方原则，针对慢重肝"毒""瘀""虚"的病机组方，用小承气汤荡涤肠道瘀滞，给邪以出路。

笔记

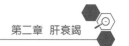

本方又不同于小承气汤，方中大黄用量较大，另外，大黄酌情使用生大黄或熟大黄，以增加通腑逐瘀的功效。

慢性乙型重型肝炎内毒素血症的毒邪较盛，选用蒲公英配合大黄来截断毒邪的急剧发展，同时其正虚的一面也很突出，西医治疗采用了大量利尿药治疗，伤阴明显。张景岳曰，"故凡损在形质者，总曰阴虚，此为大目。"该病正虚多为肝肾阴虚，内毒素症时易出现营血分证，清热解毒化瘀药物又易伤阴，该病肝体阴虚在先，内毒素血症形成后，导致肝大部分坏死，从而加重了肝虚。因此，针对病机，通过重用生地以养肝体，从而驱邪而不伤正，扶正而不恋邪，虚实兼顾。从肝体虚、毒热、血瘀角度辨治慢性乙型重型肝炎肠源性内毒素血症。现代药理研究表明，生地中有效成分水苏糖，口服后不被消化酶分解，不被肠道吸收，能降低肠道 pH，增加肠蠕动，因而加快了肠道内有毒代谢物质的排出，减少了有毒代谢物质重吸收，大大减少肝分解毒素的负担。同时，水苏糖可以提供能源，促进体内自身多种双歧杆菌成倍增长，使肠内吲哚等胺类物质减少，从而减少内毒素血症的发生。

参考文献

1. 胡建华，李秀惠.清肝利肠方结肠透析对慢性乙型重型肝炎患者并发症的影响.中西医结合肝病杂志，2017，27（2）：72-74，82.

2. 许文君，李秀惠，勾春燕，等.清肝利肠方灌肠治疗肝硬化腹水40例临床观察.北京中医药，2013，32（7）：522-524.

3. 胡建华，李秀惠.清肝利肠方结肠透析治疗慢性乙型重型肝炎的临床研究.北京中医药，2010，29（6）：403-406.

（胡建华　丁剑波）

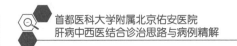

病例 7 HBV 相关慢加急性肝衰竭

病历摘要

【基本信息】

患者，男，55 岁，入院日期：2010 年 1 月 23 日。

（1）主诉：肝病病史 11 年，乏力、腹胀 1 周。

（2）现病史：1999 年在体检时发现 HBsAg（＋），当时患者无不适，肝功能异常，AST 300 U/L，在当地医院门诊就诊，间断采取口服保肝药物治疗，具体药物及用量不详。患者于 2002 年 B 超检查发现肝硬化，间断口服保肝药，未予规范治疗。2006 年在本院门诊开始阿德福韦酯抗病毒治疗 1 年，后因经济原因患者自行停药。2009 年 6 月因发热、腹胀、尿少于我院住院治疗，实验室检查提示 ALT 127.7 μmol/L，AST 157.4 μmol/L，TBiL 66.1 μmol/L，乙型肝炎病载 $2.44e \times 10^6$ copies/mL，诊断为"肝硬化失代偿期，腹水，腹腔感染"，给予还原型谷胱甘肽、复方甘草酸苷保肝治疗，托拉塞米利尿，头孢米诺钠抗感染治疗，阿德福韦酯联合拉米夫定抗病毒治疗，症状改善后出院。门诊定期复查，肝功能波动于 40～80 U/L，HBV-DNA 于 4 个月前转阴。半个月前停用阿德福韦酯，继续使用拉米夫定至今。此次 1 周前不慎着凉后发病，出现乏力、腹胀、发热，最高体温 38 ℃，皮肤、巩膜重度黄染，伴咳嗽、咳白色黏痰，自服感冒药 1 天后热退，仍乏力、腹胀，为进一步治疗前来我院。患者自发病以来精神差，食量减少，睡眠差，小便少，大便正常，体重无变化，上述主要症状加重。

笔记

（3）既往史：有输白蛋白、血浆治疗史、磺胺类过敏史。乙型肝炎家族史，母亲、一个姐姐、一个弟弟均因肝病去世。吸烟20年，长期大量饮高度白酒史10年以上，已戒酒10年。

【体格检查】

神志清，精神弱，面色晦暗，皮肤、巩膜重度黄染，肝掌（+），蜘蛛痣（+），双肺呼吸音粗，未闻及明显干、湿啰音，心率78次/分，心律齐，心音正常，腹部膨隆，全腹压痛（+），反跳痛（+），肝肋下未触及，脾肋下未触及，无肝区叩痛，移动性浊音（+），双下肢轻度水肿，神经系统查体未见明显异常。舌质红，苔黄腻，舌底脉络迂曲紫暗，脉细滑数。

【辅助检查】

全血细胞分析（2010年1月14日）：WBC 4.19×10^9/L，Hb 106.0 g/L，PLT 43.0×10^9/L，单核细胞百分率2.1%，淋巴细胞百分率7.0%，中性粒细胞百分率89.3%。凝血项（2010年1月25日）：PTA 35.6%。肝功能（2010年1月14日）：ALT 360.8 U/L，AST 541.3 U/L，TBiL 169.2 μmol/L，DBiL 56.4 μmol/L，ALB 26.7 g/L。乙型肝炎病毒标志物检查（2010年1月14日）：HBsAg（+），HBeAb（−），HBeAg（−），HBsAb（−），HBcAb（+）；HBV-DNA 定量 1.6×10^6 copies/mL。B超（2010年1月14日）：肝硬化，门静脉增宽，腹水，侧支循环形成，肝门部低回声结节性质待定，胆囊结石多发，胆囊炎，胆囊肿大，脾大。

【临床诊断】

慢加急性肝衰竭；肝炎肝硬化失代偿期（乙型）；腹水、腹腔感染；脾功能亢进；低白蛋白血症；肺部感染；胆囊多发结石，胆囊炎。

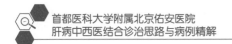

病例分析

1. 西医分析

患者慢性病程，有乙型肝炎家族史，11年前发现乙型肝炎，8年前明确诊断为肝炎肝硬化，此次发病较急，腹胀、乏力，皮肤、巩膜黄染明显，TBiL升高10倍，PTA 35.6%，结合10天之内的腹部超声检查、肝功能实验室检查等，肝炎肝硬化、慢加急性肝衰竭诊断明确。

2. 中医分析

入院后完善各项生化检查，在给予保肝利尿、间断输注白蛋白、血浆及原有的抗病毒治疗基础上，配合中医辨证治疗。患者以乏力、腹胀及皮肤、巩膜黄染为主症，舌质红，苔黄腻，舌底脉络迂曲紫暗，脉细滑数，辨证考虑其正虚邪盛，正虚以肝肾阴亏、气血不足为主，邪盛则以痰瘀互结为主，治疗以一贯煎加减化裁。

基础方：生地30 g，沙参15 g、夏枯草15 g、枸杞子20 g、麦冬20 g，川楝子6 g，当归10 g、元胡10 g、川贝10 g、桔梗10 g，大黄6 g，根据病情变化调方2次，治法基本不变，只是在方药中先后加入扶正化瘀、消痰散结之品，如生黄芪30~50 g，醋鳖甲30 g，丹参30 g，三七6 g，浙贝6 g，服用2周后患者自觉乏力、腹胀好转，腹水有所消退，舌苔薄黄，脉细滑。配合西医综合对症治疗，经抗炎和雾化吸入治疗，咳嗽、咳痰症状好转。

出院时，生化检查：ALT 51.7 U/L，AST 93.7 U/L，TBiL 113.9 μmol/L，DBiL 56.4 μmol/L，ALB 27.5 g/L，PTA 40.7%。患者自觉无明显不适，神志精神均佳，皮肤、巩膜黄染明显减轻，腹软无压痛反跳痛，腹部移动性浊音不明显，因其经济因素要求出院，考虑患者病情稳定，同意其出院并于门诊继续巩固治疗，患者于2010年2月9日好转出院。

病例点评

患者乙型肝炎肝硬化诊断明确，此次入院前后肝功能指标和凝血项指标提示患者已进展到慢性肝衰竭终末期阶段。此阶段患者除了肝移植术外已没有特效疗法，而且临床总体治疗效果差，病死率较高。患者在接受抗乙型肝炎病毒治疗前提下，积极进行保肝、营养治疗，可在一定程度上维持肝最低的基本功能。该例患者治疗及时，方案合理，并且予以中西医结合治疗，取得了较好的效果。但由于其客观原因，此次入院治疗疗程尚不够，患者肝功能未能很好恢复，可能随时因各种并发症导致病情反复或加重导致再次入院。

在乙肝病毒相关慢加急性肝衰竭疾病的不同阶段，中医的病因病机也发生着动态的阶段性变化。疾病初期，湿热疫毒阻滞中焦，熏蒸肝胆，肝失疏泄，胆汁排泄不循常道而浸渍于肌肤致身目发黄；中期，湿热壅滞，气化失常，则气滞血瘀水停；热毒化火，火热炽盛，或内迫心营、闭阻心包，或热迫营血，瘀阻脉络，在"湿热胶结"的基础上形成"毒瘀阻络"。"肝肾同源"，患者病情日久则肝病及肾，出现肝肾阴虚的情况。该患者乙肝病史多年，已经进展至肝硬化阶段，在此基础上出现肝衰竭，结合患者四诊，为正虚邪实。正虚以肝肾阴亏、气血不足为主，邪盛则以痰瘀互结为主，治疗以养阴扶正、活血化痰祛瘀思路进行中医治疗。中医联合西医治疗，在较短时间内取得了比较理想的治疗效果。

需要注意的是，肠源性内毒素血症是慢性重型肝炎"二次打击"的关键之一。该例患者存在腹腔感染，应用中药口服或保留灌肠有利于控制肠内病菌大量滋生且释放内毒素，减轻肠源性内毒素血症。肠道是机体最大的细菌和内毒素贮存库，重型肝炎患者的肠道屏障功能减弱，导

笔记

致机体对内毒素的清除能力下降，存在明显的肠源性内毒素血症。

肠源性内毒素血症可诱发、加重肝损伤。该例患者由于不接受灌肠治疗，如其能够应用结肠透析和中药高位保留灌肠治疗，能更彻底地清洁肠道、促使内毒素排出，从而减少内毒素的产生或吸收，有效缓解慢性重型肝炎腹胀症状，减少广谱抗生素使用，可能会对改善其预后起到更加积极的作用。

参考文献

1. 王宪波，张群，高方媛 . 慢加急性肝衰竭的预后评估及中西医结合治疗 . 临床肝胆病杂志，2020，36(1)：19-25.

（汪晓军　刘增利）

病例 8 HBV 相关亚急性肝衰竭

病历摘要

【基本信息】

患者，男，37 岁，入院日期：2012 年 2 月 13 日。

（1）主诉：肝病史 7 年，食欲减退，眼黄、皮肤黄染 2 周。

（2）现病史：7 年前在当地医院体检时发现 HBsAg（＋），未予重视，后间断复查肝功能均示未见异常，间断服用藏药（具体药物及剂量不详）治疗。2 周前劳累、大量饮酒后出现乏力，进食量明显减少，中度腹胀，皮肤、巩膜重度黄染，尿深黄色。于青海省某医院入院治疗，诊断为乙型肝炎肝硬化，给予保肝、降酶、退黄、输血浆等对症支持治疗 1 周，具体用药不详，期间肝功能提示胆红素进行性升高，TBiL 329 μmol/L，PTA 下降至 39.3%。治疗效果不佳，为进一步治疗入我院。患者乏力严重，进食量明显减少，恶心，重度腹胀，尿浓茶色，皮肤、巩膜重度黄染，下腹持续性胀痛、位置固定，无发热、皮肤瘙痒、大便灰白便、下肢水肿。

（3）既往史：其兄为乙型肝炎患者；支气管扩张病史 10 年；有输注血浆史。

【体格检查】

神志清，精神差，面色晦暗，皮肤、巩膜重度黄染，肝掌（＋），蜘蛛痣（－），双肺呼吸音粗，未闻及明显干、湿啰音，心率 80 次 / 分，心律齐，未及杂音；腹部饱满，全腹压痛、反跳痛（＋），肝脾肋下未触及，墨菲征

（－），肝区叩痛（＋），移动性浊音（＋），双下肢不肿，扑翼样震颤（－），踝阵挛（－）。舌暗红，苔黄厚腻，脉弦滑沉取乏力。

【辅助检查】

肝功能（2012 年 2 月 4 日）：ALT 1553 U/L，AST 1910 U/L，梅毒螺旋体（treponema pallidum，TP）71 g/L，ALB 30 g/L，TBiL 234.7 μmol/L，DBiL 112.7 μmol/L，GGT 299 U/L，ALP 205 U/L，胆碱酯酶（choline esterase，CHE）3970 U/L；HBsAg（＋），HBeAb（－），HBeAg（－），HBsAb（＋），HBcAb（＋）；HBV-DNA 1.86×10^6 copies/mL。

肝功能（2012 年 2 月 8 日）：ALT 832 U/T，AST 832 U/L，TP 59 g/L，ALB 23 g/L，TBiL 329 μmol/L，DBiL 251.4 μmol/L，GGT 120 U/L，ALP 162 U/L，CHE 2721 U/L。凝血功能（2012 年 2 月 8 日）：PTA 39.3%。

B 超（2012 年 2 月 10 日）：肝硬化合并重度脂肪肝，胆囊结石，腹腔积液中量。

肝功能（2012 年 2 月 13 日）：ALB 低于 30 g/L，钾 3.37 mmol/L，TBiL 最高达 450.1 μmol/L。胸部 CT（2012 年 2 月 13 日）：两肺炎症。

【临床诊断】

慢加急性肝衰竭；肝炎肝硬化失代偿期（乙型）；腹水、腹腔感染；低蛋白血症；电解质紊乱（低钾血症）；双肺肺炎；非酒精性脂肪性肝病。

病例分析

1. 西医分析

患者乙型肝炎病毒标志物阳性 7 年，存在乙型肝炎病毒接触史，既往未治疗，此次病程 2 周，入院生化检查 HBsAg、HBeAg、HBcAb（＋），乙型肝炎病毒复制活跃，肝功能提示TBiL进行性上升每天大于1 mg/dL，PTA < 40%。腹部超声提示肝硬化，腹水。实验室检查提示严重肝损伤、低蛋白血症，结合查体提示慢性肝病体征，考虑肝硬化失代偿期，亚急性肝衰竭诊断明确。

2. 中医分析

入院后给予中西医结合治疗方法，以中医辨证治疗联合西医抗乙型肝炎病毒及抗感染、保肝降酶、利胆退黄、营养支持等对症支持治疗。

患者入院后，根据其病史、四诊资料，舌暗红，苔黄厚腻，脉弦滑沉取乏力，该病当属中医"瘟黄、癥积"范畴，其黄疸因邪毒内蕴，加之饮食不节，损伤脾胃，脾失健运，水湿内生，蕴而为痰化热，熏蒸肝胆，胆汁外溢则现全身黄染。证属脾肾不足，气血两亏，痰湿热毒瘀交结。给予清热解毒，利湿退黄，活血化痰为主，适当予以调理气血、疏理肝脾为法，方以犀角地黄汤和柴芍六君子汤加减化裁。

方药：茵陈50 g，赤芍50 g，生黄芪60 g，生地25 g，生白术30 g，茯苓30 g，水牛角片30 g，葛根30 g，白鲜皮30 g，连翘15 g，黄芩15 g，丹皮12 g，熟大黄10 g，法半夏10 g，阿胶珠10 g，枳实10 g，草豆蔻10 g。7剂，水煎服，150 mL，每日2次，口服。

7天后，黄疸未明显下降，但恶心、呕吐，乏力症状减轻，由于大便干结难解，考虑热毒仍较重，故以上方继续服用，并配合选用以生大黄、生地、蒲公英等为主的灌肠 I 号方，给予本科室特色疗法全结肠透析及中药高位保留灌肠治疗。

7天后，复查黄疸较峰值明显下降，患者体虚乏力较明显，考虑邪去正伤，故在前方基础上减少清热解毒药物的药味及用量，并加强健脾益气养血，以滋养肝肾。

方药：生黄芪 50 g，柴胡 10 g，茯苓 30 g，赤芍 30 g，水牛角片 30 g，葛根 30 g，阿胶珠 15 g，太子参 15 g，白芍 15 g，黄芩 15 g，秦艽 15 g，生地 25 g，丹皮 12 g，法半夏 10 g，枳实 10 g，砂仁 10 g，豆蔻 10 g，继以此方为基础，根据患者四诊资料调整，服用 3 周后，黄疸显著下降，症状显著缓解。期间西医治疗予以恩替卡韦分散片抗乙型肝炎病毒，头孢唑肟钠等抗感染，予复方甘草酸苷、多烯磷脂酰胆碱、还原型谷胱甘肽、前列地尔、丁二磺酸腺苷蛋氨酸等保肝降酶治疗，予呋塞米、螺内酯利尿治疗，间断输注血浆提高胶体渗透压，改善凝血功能。

经过中西医结合治疗，患者肝功能指标逐渐恢复至接近正常，胆红素降至参考值 5 倍以下，凝血项明显好转，PTA 升高至 70% 以上，腹水消退，肺部和腹腔感染得到控制，低蛋白血症和电解质紊乱得以纠正，虽然肝功能未完全恢复正常但病情明显好转，应患者及其家属要求于 2012 年 4 月 7 日以临床好转出院。出院后随访 1 次，患者或家属反馈 2 次，每次相隔 1 个月，患者肝功能基本正常。

病例点评

肝衰竭是在慢性肝炎、肝硬化、肝癌等慢性疾病基础上发展而来的严重病变，病理基础为肝细胞大片坏死，临床可见极度乏力、高度黄疸及明显消化道症状，生化检查胆红素升高 10 倍以上，凝血酶原时间显著延长，其并发症多、病死率高、预后差、临床治疗困难。考虑该例患者既往慢性肝病基础和乙型肝炎家族史，结合本次起病与劳累、大量饮酒后出现肝功能严重损伤有关，TBiL 进行性升高，凝血酶原时间显著延长，入院时 TBiL 329 μmol/L，PTA 39.3%，明显乏力，伴恶心、食欲差等严重消化道症状，故亚急性肝衰竭诊断明确。患者随时可能因消化道出血、肝性脑病、其他脏器衰竭等引发临床死亡，故命悬一线，病情凶险。

中医认为，亚急性肝衰竭病因和症状多而复杂，证型错综而兼夹，但其本质是以正虚邪实、虚实夹杂为主，多见肝脾肾不足、气血两亏，同时痰湿热毒瘀交结，经络不利，以致正衰邪盛，如治疗及时得当，使正盛邪退，则尚有生机。

该例患者前后经中医辨证方药6次，按病情阶段和具体情况，在疏肝健脾、益气养血基础上，配合清热解毒、散瘀化痰、利水通络等药物，后期加以调养肝肾之阴治疗，效果显著。患者应用结肠透析联合中药清热解毒（灌肠Ⅰ号方）高位保留灌肠治疗，是我院首先将结肠透析应用于重肝治疗，较传统中药灌肠方法扩大了可滤过面积，排出内毒素，阻断或减少肠源性内毒素的产生或吸收，缓解腹胀、恶心呕吐等症状，减少广谱抗生素应用与细菌耐药和菌群失调发生率，提高疗效，降低病死率。该例患者诊断明确，辨证准确，中西医优势互补，终使病势得到控制，生命得以挽救，病情转危为安。

参考文献

1. 中华医学会感染病学分会肝衰竭与人工肝学组，中华医学会肝病学分会重型肝病与人工肝学组.肝衰竭诊治指南（2018年版）.实用肝脏病杂志，2019，22（2）：164-171.

（汪晓军　刘增利）

笔记

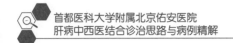

病例 9　慢加急性肝衰竭

病历摘要

【基本信息】

患者，男，59岁。

（1）主诉：肝病史40年，乏力、腹胀、尿黄3个月。

（2）现病史：患者于1978年体检发现HBsAg（＋），肝功能轻度异常，无不适，未诊治。2007年10月因类风湿关节炎服用泼尼松龙。2008年1月出现食欲缺乏，恶心，厌油，腹胀伴乏力，尿黄，尿色呈浓茶色。于2008年2月26日收入北京某医院住院治疗，入院时，生化检查：TBiL ＞ 400 μmol/L，PTA 20% ～ 30%。乙型肝炎病毒标志物检查：HBsAg（＋），HBeAb（＋），HBcAb（−），HBV‑DNA 2.1×10^{5} copies/mL（余欠详）。入院后即停用激素，给予复方甘草酸苷、谷胱甘肽、促肝细胞生长素、腺苷蛋氨酸、呋塞米、螺内酯及3次血浆置换等治疗；予恩替卡韦抗病毒，后因消化道症状改为拉米夫定。2008年4月18日开始持续发热，体温波动于38 ～ 39 ℃，伴咳嗽，咳黄绿色痰，考虑肺部感染，深静脉置管继发感染，先后予亚胺培南西司他丁钠、万古霉素、氟康唑、莫西沙星等抗感染治疗。患者发热、乏力、腹胀、尿黄无缓解，为求进一步治疗来我院。他院出院诊断为"病毒性肝炎慢性重型、乙型、腹水，肺部感染，深静脉置管继发感染"。

患者自发病以来，夜眠差，无皮肤瘙痒及陶土样便，无牙龈出血及鼻出血，自觉消瘦，体重无明显变化。无意识障碍出现，大便正常，尿量24 h约1500 mL。

（3）流行病史：无肝炎接触史，有输血史。

（4）既往史：2007 年在北京某医院确诊为类风湿关节炎，给予口服雷公藤（2 片，每日 3 次），2 个月后停用。后改服泼尼松及来氟米特（1 粒，每日 1 次）治疗至本次发病停用，共 5 个月（起始量 30 mg，停用前为 15 mg）。有磺胺药物过敏史；脱发病史 10 年，未治疗。

（5）个人史：已婚，育有一女，配偶体健。

（6）家族史：否认肝病家族史，否认其他遗传病史。

【体格检查】

体温 37.5 ℃，脉搏 80 次 / 分，血压 100/70 mmHg。神志清，精神弱，面色晦暗，双手及上臂可见瘀斑，皮肤、巩膜重度黄染，肝掌(＋)，蜘蛛痣（＋），双肺呼吸音粗，未闻及干、湿啰音，腹饱满，可见上腹壁静脉曲张，腹软，无压痛及反跳痛，肝脾肋下未触及，移动性浊音(＋)，双下肢无水肿，扑翼样震颤（－），踝阵挛（－）。

中医四诊：发热，腹胀如鼓，极度乏力，手不能举，极度厌食、大便不溏。舌暗红略紫，苔黄腻，脉沉细弦略涩。

【辅助检查】

乙型肝炎病毒标志物检查：HBsAg（＋），HBeAb（＋），HBcAb（＋），HBV-DNA（－）。

心电图（2008 年 5 月 8 日）：正常心电图。

肺部 CT：双肺炎症，右中叶明显，左上肺索条影及小囊性病变。

胃镜：①食管轻度静脉曲张（RC 征阳性）；②门脉高压性胃病；③胃溃疡（H2 期）；④十二指肠球炎。

B 超（2008 年 5 月 9 日）：①弥漫性肝病表现；②侧支循环形成；③肝囊肿；④胆囊肿大；⑤胆囊息肉样病变？⑥胆泥淤积；⑦胆囊炎。

笔记

【临床诊断】

（1）西医诊断

病毒性肝炎（乙型），慢性（重型）；腹水（腹腔感染），肺部感染；类风湿关节炎。

（2）中医诊断

黄疸；鼓胀；癥积（毒瘀内蕴）。

【治疗】

1. 西医治疗

入院后西药给予复方甘草酸苷、前列地尔、谷胱甘肽、胸腺喷丁、血浆、白蛋白及替考拉宁、美罗培南等治疗，联合中药口服和灌肠治疗后（详情见"中医治疗"），患者自觉症状明显改善，无发热，咳嗽咳痰消失，乏力腹胀缓解，尿黄渐清，病情好转出院。

出院时：患者无发热、咳嗽咳痰，食欲好，大小便正常。神志清，精神可，皮肤、巩膜轻度黄染，肝掌（＋），蜘蛛痣（＋），双肺呼吸音清，未闻及干、湿啰音，腹平软，无压痛及反跳痛，肝脾肋下未触及，腹水少量，双下肢无水肿。生化检查见表 9-1 和表 9-2。

表 9-1　血常规检查

日期	WBC（×10⁹/L）	NEUT（×10⁹/L）	NEUT（%）	LYM（%）	HGB（g/L）	PLT（×10⁹/L）
2008 年 5 月 7 日	19.93	15.59	78.2	9.4	136	68
2008 年 5 月 9 日	23.02	17.92	77.8	10.6	143	61
2008 年 5 月 15 日	13.81	9.04	65.4	16.9	117	103
2008 年 5 月 20 日	7.7	3.67	47.7	30.6	111	145
2008 年 5 月 23 日	9.73	3.43	35.3	46.2	112	169
2008 年 5 月 27 日	13.44	4.73	35.1	44.5	113	159

续表

日期	WBC (×10⁹/L)	NEUT (×10⁹/L)	NEUT (%)	LYM (%)	HGB (g/L)	PLT (×10⁹/L)
2008 年 5 月 30 日	10.58	4.39	41.4	41.8	102	147
2008 年 6 月 6 日	8.08	2.63	32.6	46.3	112	192
2008 年 6 月 11 日	6.02	1.58	26.2	50.2	110	147

表 9-2　肝功能及凝血项检查

日期	PTA (%)	ALT (U/L)	AST (U/L)	TBIL (μmol/L)	ALB (g/L)	CHE (U/L)	Na⁺ mmol/L
2008 年 5 月 4 日	33	142	160	423	31	3200	128
2008 年 5 月 7 日	52	87	290	628.8	30.5	3131	129
2008 年 5 月 9 日	56	101.7	278.1	495.8	30	3148	131.3
2008 年 5 月 15 日	57	46.2	68.5	225.4	31.5	2155	128
2008 年 5 月 20 日	62	32.5	57.8	132	26	1676	132.5
2008 年 5 月 23 日	59	32.2	63.7	127.1	28.8	1754	130
2008 年 5 月 27 日	56	21.1	40.4	94	30.6	1261	133.3
2008 年 6 月 6 日	55	14.6	40.6	60.1	31.1	1074	134.1
2008 年 6 月 11 日	66	14.6	40.6	60.1	31.1	1794	139.6

2. 中医治疗

（1）一诊（2008 年 5 月 8 日）

患者发热，腹胀如鼓，极度乏力，手不能举，极度厌食，大便不溏。舌暗红略紫，苔黄腻，脉沉细弦略涩。辨证为热毒蕴结，伤阴耗气，此乃大实有羸状，急当泻热存阴。《金匮要略》云，"黄疸腹满，小便不利而赤，自汗出，此为表和里实，当下之，宜大黄硝石汤。"遂予大黄硝石汤原方。

方药：生大黄 60 g，芒硝 30 g，炒栀子 20 g，黄檗 60 g。3 剂，水煎服，150 mL，每日 2 次，口服。（注：我院中药房煎药机煎制，无先煎后下）

笔记

（2）二诊（2008 年 5 月 12 日）

服前方第一剂后大便 9 次，泻下糟粕甚多而无水泻。服 2 剂后则无明显腹泻，自觉腹胀十去七八，刻下大便日一次，精神食欲明显好转。黄疸明显下降，脉沉细，舌质绛红，苔黄厚腻，肠腑已清，热邪无所依附，湿热在于营血。拟清透湿热为法。予升降散、平胃散加解毒活血之品。

方药：僵蚕 15 g，蝉蜕 6 g，生大黄 15 g，姜黄 15 g，苍术 15 g，厚朴 15 g，炒栀子 15 g，陈皮 15 g，草果 15 g，槟榔 15 g，草河车 30 g，公英 30 g，枳壳 10 g，赤芍 30 g，土茯苓 30 g，丹参 30 g。3 剂，水煎服，150 mL，每日 2 次，口服。

（3）三诊（2008 年 5 月 14 日）

入院 1 周，黄疸已下降一半，体力较前明显好转，精神、食欲可，舌已转暗，苔心稍腻，脉沉细无力，肢端稍冷。腑气仍欠通畅，久病阴损及阳，攻下解毒之品亦难免伤伐阳气，此时仍不宜温阳而宜于通阳。上方大黄增至 30 g，加细辛 10 g，桂枝 10 g。6 剂，水煎服，150 mL，每日 2 次，口服。

（4）四诊（2008 年 5 月 20 日）

黄疸已减少 2/3，仍有乏力，舌暗红，苔薄腻，脉沉细弦。宜前方稍佐温阳。上方细辛增至 15 g，加黑附片 15 g，去蝉蜕。7 剂，水煎服，150 mL，每日 2 次，口服。

（5）五诊（2008 年 5 月 23 日）

患者诉腹中时有灼热感（后经胃镜检查示多发溃疡愈合期），乏力，食欲较前改善但仍稍差，脉沉弦，舌暗红，苔薄黄。中医病机为胃肠运化传导无力，食积内停，蕴而化热，故以消导食积为主，仿保和丸、左金丸意以加减善后。

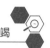

方药：生山楂 15 g，炒神曲 15 g，法半夏 15 g，茯苓 30 g，陈皮 15 g，生大黄 25 g，莱菔子 15 g，连翘 15 g，吴茱萸 6 g，炒栀子 15 g，赤芍药 30 g，黄连 10 g。3 剂，水煎服，150 mL，每日 2 次，口服。

（6）六诊（2008 年 5 月 26 日）

患者腹中灼热感大减，但前后卧床共 3 个月，下肢大肉已脱，无力行走，舌脉大致同前，上方加淡豆豉 15 g，山药 30 g，滋脾阴兼透郁热，3 剂，水煎服，150 mL，每日 2 次，口服。

（7）七诊（2008 年 5 月 30 日）

腹中灼热感消失，脉沉细无力，舌紫暗，苔心黄厚。脾胃俱虚、痰瘀互结。驱邪即扶正，除恶务尽。予瓜蒌薤白半夏汤、栀子豉汤、左金丸、失笑散加味。

方药：清半夏 30 g，全瓜蒌 30 g，薤白 15 g，枳实 10 g，生白术 30 g，吴茱萸 10 g，黄连 6 g，栀子 15 g，淡豆豉 15 g，生蒲黄 15 g，五灵脂 15 g，桃仁 15 g，生大黄 30 g，黑附片 30 g。3 剂，水煎服，150 mL，每日 2 次，口服。

（8）八诊（2008 年 6 月 2 日）

患者无明显不适，脉沉细，舌淡紫，苔心黄厚。邪气已清，正虚未复，予八珍汤加味以扶正气，加以活血祛瘀。

方药：红参 15 g，生白术 15 g，茯苓 30 g，炙甘草 15 g，当归 15 g，生地 30 g，赤芍 30 g，陈皮 15 g，川芎 10 g，桃仁 15 g。3 剂，水煎服，150 mL，每日 2 次，口服。

（9）九诊（2008 年 6 月 5 日）

患者无明显不适，脉沉细，舌淡紫，苔薄黄。患者服中药汤剂较久，暂改为中成药，予附子理中丸、加味保和丸加减。

笔记

49

（10）十诊（2008年6月11日）

患者今日实验室检查结果接近正常，痊愈出院，脉沉细无力，舌淡紫，苔薄白，家属要求继服中药调理，拟予补中和胃法。

方药：党参20 g，扁豆15 g，炒山药15 g，生黄芪20 g，陈皮10 g，木瓜15 g，鸡内金6 g，炙甘草10 g，草果10 g，黄连5 g，生蒲黄10 g，五灵脂10 g，茯苓30 g，白芍10 g。14剂，水煎服，150 mL，每日2次，口服。

出院2个月后电话随访病情稳定，无不适，在当地门诊定期复诊。

病例分析

慢性肝炎、肝硬化是湿、热、疫、毒之邪相互胶着，形成湿热羁留残存未尽，肝郁及脾肾气血俱衰的病机变化。

慢性重型肝炎内毒素血症更突出，久病必虚，毒邪鸱张，正不抗邪的病机转变和毒－瘀－虚的本虚标实病理演变特点。

毒：来源有两个方面。①湿热疫毒（如乙型肝炎病毒）：此为外感之毒邪，乃慢性乙型重型肝炎之首要邪气，若热邪偏重，或因体质因素，可表现为热毒，若湿邪偏重，可表现为湿毒壅盛。②内生浊毒：乃肝受损，疏泄功能失职，而产生内毒，如内毒素可反过来加重肝损伤。

瘀：慢性重型肝炎发生时，已有瘀血阻滞的病理基础，发生慢性重型肝炎后，毒邪壅盛，气机严重不畅，脏腑气血败坏瘀滞，疏泄功能严重不及，血瘀日益加重；毒邪又可依附于瘀血，形成毒瘀胶着的局面。毒瘀胶着，又进一步加重脏腑气血的损伤，使病情不断恶化、演变，邪难祛，病难愈，病危重，瘀主要表现为肝脾血瘀。

虚：久病必虚，并影响脾肾及脏腑，导致肝脾肾气血津液病变及阴

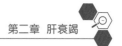

阳虚损表现为肝肾阴虚、肝脾肾气虚、肝脾肾阳虚。

病例点评

该例患者为乙型肝炎肝硬化代偿期基础上用激素后出现乙型肝炎再活动，导致病变加重发展为慢性重型肝炎或慢加急性肝衰竭，表现为乏力、腹胀、腹水、重度黄疸（胆红素高达 600 μmol/L 以上，PTA 降至 40% 以下），病情进展快，亟待截断凶险病势。患者本次发病早期在正气不足基础上有毒、瘀内蕴，需清热解毒、凉血祛瘀兼扶正，虚实兼顾，故在一诊、二诊中给予通腑清肠、解毒凉血，达到截断病势功效，病情出现好的转机，黄疸开始明显消退。之后再辨证，在前期治疗基础上给予补虚、健脾和胃等法（如保和丸、八珍汤、附子理中汤等）达到逆流挽舟的功效，使患者病情恢复。"截断逆挽"是抢救肝衰竭成功的关键手段，肝衰竭病情凶险，转变极快。清热解毒是截断的关键，通腑是截断的转机，凉血化瘀是截断的要点。"逆流挽舟"则强调先安未受邪之地，根据病情及早采用滋肝、健脾、温阳、补肾等方法，有助于截断病势。

参考文献

1. 中华医学会感染病学分会肝衰竭与人工肝学组，中华医学会肝病学分会重型肝病与人工肝学组. 肝衰竭诊治指南（2012 年版）. 中华临床感染病杂志，2012，5（6）：321-327.

2. 中华医学会感染病学分会肝衰竭与人工肝学组，中华医学会肝病学分会重型肝病与人工肝学组. 肝衰竭诊治指南（2018 年版）. 临床肝胆病杂志，2019，35（1）：38-44.

3. 中华中医药学会. 中华中医药慢加急性肝衰竭中医临床诊疗指南. 临床肝胆病杂志，2019，35（3）：494-503.

（勾春燕）

第三章
肝炎、肝硬化

病例 10　丙型肝炎肝硬化失代偿期

📋 病历摘要

【基本信息】

患者，男，53 岁。入院时间：2016 年 12 月 21 日。

（1）主诉：发现丙型肝炎肝硬化病史 3 年余，加重半年。

（2）现病史：3 年前无明显诱因出现乏力、纳差、进食略有减少，轻度腹胀，皮肤、巩膜轻度黄染。无发热、肝区疼痛、腹泻。曾解不成形黑便 1 次，量不详，伴心悸，无头晕、胸闷等，就诊于固安某医院，诊断为"丙型肝炎肝硬化、脾大、腹水"，后转至解放军某医院，予保肝、退黄、利尿、抗感染、输注红细胞、补充白蛋白等治疗后好转，并行胃镜检查及胃底静脉曲张组织胶治疗，后患者病情好转出院。近半年患者反复出现皮肤黄染，后多次便血吐血，予四腔三囊管压迫止血后逐渐好转，既往完善胃镜检查示食管静脉曲张（中度），行食管静脉曲张硬化剂治疗 1 次。目前患者偶有吐血、便血，纳眠可，二便调，体重无变化。

（3）流行病史：1 年前有输血史。

（4）既往史：高血压史 12 年，血压最高 160/90 mmHg；糖尿病史 1 年；均未规律用药。

【体格检查】

神志清，精神可，皮肤、巩膜轻度黄染，双肺呼吸音清，未闻及明显干、湿啰音，心音有力，心律齐，各瓣膜听诊区未及杂音，腹软，无压痛、反跳痛，肝脾肋下未触及，移动性浊音可疑阳性，双下肢无水肿，神经系统查体未见异常。

【辅助检查】

2016 年 12 月 21 日检查，PTA 69.0%，血型测定 B 型，R 抗原（＋）。红细胞＋全血细胞分析：WBC $1.97×10^9$/L，中性粒细胞百分率 65%，RBC $3.67×10^9$/L，Hb 74 g/L，PLT $38.0×10^9$/L。生化检查：ALT 23.9 U/L，AST 32.3 U/L，TBiL 29.5 mg/dL，ALB 38.8 g/L，钾 4.0 mmol/L，丙型肝炎抗体（＋），甲胎蛋白 6.45 ng/mL。

【临床诊断】

肝炎肝硬化失代偿期（丙型）；食管静脉曲张；硬化剂治疗术后；胃静脉曲张组织胶治疗术后；腹水；脾功能亢进；高血压 2 级（极高危）；2 型糖尿病。

笔记

【治疗】

硬化剂治疗术 + 胃静脉曲张组织胶治疗术 + 中药治疗。

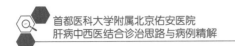 病例分析

（1）一诊（2018 年 7 月 2 日）

患者口干口苦，口中黏腻，时有反酸、胃灼热等不适，时有呕血，舌暗红，苔黄腻，脉弦。

证属：肝胃蕴热夹瘀。

方药：麸炒薏苡仁 30 g，法半夏 10 g，炒白术 15 g，绵茵陈 20 g，麸炒枳实 10 g，醋柴胡 10 g，茯苓 30 g，白芍 12 g，煅瓦楞子 30 g，地榆炭 15 g，醋三棱 9 g，三七 6 g，浙贝母 12 g，海螵蛸 12 g，太子参 30 g，醋香附 12 g。14 剂，水煎服 150 mL，每日 2 次，口服。

（2）二诊（2018 年 8 月 6 日）

患者口干口苦较前减轻，口中黏腻，反酸、胃灼热等不适已缓解，舌暗红，苔黄腻，脉弦。

证属：肝胃蕴热夹瘀。

方药：麸炒薏苡仁 30 g，茯苓 30 g，白芍 12 g，醋柴胡 10 g，太子参 15 g，大腹皮 10 g，浙贝 12 g，醋香附 12 g，制水蛭 3 g，川牛膝 12 g，醋莪术 10 g，麦芽 15 g，泽泻 10 g，猪苓 12 g。28 剂，水煎服，150 mL，每日 2 次，口服。

（3）三诊（2019 年 1 月 22 日）

患者（最后一次就诊）无后感不适，时有乏力，纳眠可，二便调。舌暗，苔白腻，脉弦。

证属：肝胃蕴热夹瘀。

方药：麦芽 30 g，醋莪术 10 g，麸炒薏苡仁 30 g，茯苓 30 g，制水蛭 3 g，水红花子 10 g，光山药 15 g，黄芪 20 g，川牛膝 12 g，丹皮 12 g，炒苍术 10 g，豆蔻 5 g，马鞭草 20 g。28 剂，水煎服，150 mL，每日 2 次，口服。

病例点评

该例患者为丙型肝炎肝硬化失代偿期，主要并发症表现为上消化道出血、腹水。在西医治疗基础上，中医治疗可以延缓并发症的进展。肝硬化，中医学称为"积聚"，证型以瘀血阻络为多见，治疗上应以活血、养血为主。钱英教授的"和血法"是治疗肝硬化多年经验的积累。该例患者采用"和血法"治疗，使并发症得以稳定。

（李秀惠　陈欢）

病例 11　酒精性肝硬化伴顽固性胸腔积液、腹水

病历摘要

【基本信息】

患者，男，74 岁，入院日期：2008 年 12 月 15 日。

（1）主诉：肝病史 30 余年，腹胀 4 个月，加重伴胸闷憋气 2 个月。

（2）现病史：患者于 30 年前体检发现肝功能异常，无特殊不适故未予治疗。10 年前因黑便赴北京某医院就诊，行超声及胃镜检查诊断为"肝硬化，食管静脉曲张"，予对症治疗后好转。7 年前因"腹胀、尿少"收入我院住院治疗，诊断为"酒精性肝硬化，腹水"，胃镜示食管静脉重度曲张，红色征阳性，行食管静脉套扎治疗，腹水消退后出院。6 年前因"呕血"，第 2 次入院，诊断为"肝硬化，上消化道出血"，行硬化剂治疗后出院。2 年前因"发热、腹胀 2 天"，第 3 次入我院，诊断为"酒精性肝硬化，腹水腹腔感染"，住院期间发生右腹股沟斜疝，右下腹切口疝，因整体情况较差无法施行外科手术，病情略好转后出院。此次发病系 4 个月前腹胀加重，近 2 个月出现胸闷憋气，为进一步治疗第 4 次入院。

【辅助检查】

2008 年 12 月 17 日检查：肝硬化，包膜呈波纹状，脾大，厚 50 mm，脾静脉增宽 10 mm，门静脉栓子，胆囊壁水肿，胆囊炎，腹水大量，右侧胸腔积液大量。腹部高度胀气。TBiL 37.6 μmol/L，ALB 31 g/L。

【临床诊断】

酒精性肝硬化，胆囊炎，胸腔积液，腹水。

病例分析

（1）初诊（2008 年 12 月 16 日）

酒精性肝硬化，腹水大量，主诉胸闷腹胀，腹大如鼓，阑尾切口外疝，睾丸部位疝如头大，痔疮出血，脉沉无力，舌淡胖，苔薄干，大便略干。中医诊断：鼓胀；水疝。拟以温阳利水为主，调气为辅。

方药：厚朴 20 g，麻黄 15 g，桑白皮 15 g，葶苈子 20 g，川椒目 15 g，大黄 10 g，防己 15 g，桂枝 15 g，党参 20 g，生黄芪 60 g，吴茱萸 10 g，肉桂 10 g，山萸肉 15 g，细辛 10 g，干姜 15 g，黑附片 30 g。7 剂，水煎服，150 mL，每日 2 次，口服。

按：肺为水之上源，肝硬化腹水兼胸腔积液量大且顽固者，俱当辅以降肺气之法，方中厚朴、桑白皮、葶苈子均能降肺气；麻黄附子细辛汤温肾宣肺；葶苈子、泻肺汤治腹胀，兼口干舌燥；吴茱萸温肝降逆；山萸肉敛肝防脱。

（2）二诊（2008 年 12 月 29 日）

患者服上方后腹泻明显，为水从大便而出，但患者有所恐惧。后改为 2 日 1 剂，目前大便成形，腹水明显减少，脉沉缓。舌淡胖，苔薄干黄。前方黑附片改为 40 g，7 剂，水煎服，150 mL，每日 2 次，口服。

（3）三诊（2009 年 1 月 4 日）

患者腹水消退，大便可，每日 2 次，腹股沟疝及阑尾切口疝明显缩小，脉弦缓略滑，舌淡暗，苔薄白，服药后略有肠鸣，拟温补建中以治其本。

方药：黑附片 50 g，党参 30 g，干姜 30 g，生白术 30 g，炙甘草 15 g，茯苓 30 g，桂枝 15 g，川芎 10 g，川牛膝 15 g，车前子 30 g，生黄芪

100 g，当归 15 g，吴茱萸 5 g，细辛 15 g。10 剂，水煎服，150 mL，每日 2 次，口服。

按：附子理中汤温补脾肾，苓桂术甘汤通阳利水，均为治本之方；川牛膝、车前子化裁于济生肾气丸；重用生黄芪益气行水，为钱英教授经验。

（4）四诊（2009 年 1 月 13 日）

腹部 B 超（2009 年 1 月 12 日）：腹水微量，右侧胸腔积液大量。TBiL 28.4 μmol/L，ALB 32.8 g/L。腹水消，仍有胸腔积液大量，脉略弦滑，舌淡胖，苔白干，上方去川牛膝、车前子，加葶苈子 30 g，川椒目 15 g，白芥子 10 g，杏仁 15 g。7 剂，水煎服，150 mL，每日 2 次，口服。

（5）五诊（2009 年 1 月 20 日）

患者无明显不适，胸腔积液有所消退，继守前方 14 剂，继续调理，门诊随诊。

病例点评

《素问·至真要大论》曰"诸湿肿满，皆属于脾"，故治鼓胀以健脾利水为常法，但往往有不效者，则须知常达变，明白五脏相关之理。《丹溪心法》中，鼓胀"成天地不交之痞"，盖根在脾失健运，但肝升于左，肺降于右，若肝、肺之功能复则脾易健运，故治鼓胀需明温肝降肺之理。温肝者，若吴茱萸、生黄芪、桂枝、附子、细辛、人参、小茴香等皆是；降肺者，若厚朴、杏仁、紫苑、葶苈子等皆是，明乎此理，则事半功倍。

（杨华升　邱金鹏）

病例 12　肝硬化合并肾病综合征

病历摘要

【基本信息】

患者，男，36 岁。入院日期：2016 年 4 月 25 日。

（1）主诉：肝病史 4 年，腹胀伴双下肢水肿 2 周。急诊以"酒精性肝硬化"收入院。

（2）现病史：2012 年无明显诱因出现腹胀，无瘀斑、呕血、咯血、双下肢水肿。于国外某医院住院治疗，腹部 B 超提示：肝硬化、腹水，予利尿治疗后病情好转。2015 年 10 月曾因腹胀在我院住院治疗，腹部 B 超提示：肝硬化、脾大、腹水；胃镜提示：食管静脉曲张轻度；门脉高压性胃病；尿蛋白（＋＋）。诊断为"酒精性肝硬化失代偿期并腹水、腹腔感染，2 型糖尿病，慢性肾小球肾炎等"，予保肝、降酶、利尿、抗感染、加强支持治疗等综合治疗 21 天，好转后出院。患者出院后间断应用"呋塞米片、螺内酯片、肾炎康复片、托拉塞米"治疗，病情相对平稳。2 周前无明显诱因出现腹胀，伴双下肢水肿、进食减少、尿量减少每日约 500 mL、间断喘憋，自行服用上述药物无好转，就诊于某医院，血常规：WBC $10×10^9$/L，中性粒百分数 76.71%；Hb 84 g/L。凝血项：PTA 64.7%，APTT 1.1 s。BUN 21.72 mmol/L，Cr 438 μmol/L，尿糖 7.0 mmol/L，血氨 148.2 μg/dL，ALB 26 g/L，C 反应蛋白 3.09 mg/L，未予特殊处理。2016 年 4 月 25 日来我院急诊治疗，应用"门冬氨酸鸟氨酸""多烯磷脂酰胆碱"保肝、降氨治疗；为进一步诊治入我科。

笔记

（3）既往史：饮酒史 10 年，白酒（酒精含量 ≥ 42 度）为主，100 ～ 200 mL/d，戒酒 1 年。糖尿病史 8 个月，未用药控制，空腹血糖波动在 6 ～ 9 mmol/L。父亲、姑姑均患有糖尿病，父亲因糖尿病肾病病故。

【体格检查】

血压 144/99 mmHg。神志清，面色晦暗，巩膜无黄染，双肺呼吸音粗，未及干、湿啰音，心率 92 次 / 分，心律齐，腹部膨隆，腹壁张力较大，腹部无压痛，反跳痛可疑阳性，肝脾触诊不满意，移动性浊音(＋)，腹水大量，双下肢重度指凹性水肿。扑翼征、踝阵挛（－），其他神经查体（－）。

【辅助检查】

（急）凝血项（Ⅱ）＋（急）凝血项（Ⅰ）（2016 年 4 月 25 日）：PTA 81.0%，INR 1.13，APTT 27.8 s。心肌酶谱（2016 年 4 月 25 日）：肌酸激酶（creatine kinase，CK）258.9 U/L，乳酸脱氢酶（LDH）205.0 U/L。（急）全血细胞分析 ＋（急）C 反应蛋白（2016 年 4 月 25 日）：WBC 10.61×10^9/L。中性粒细胞百分率 74.7%，淋巴细胞百分率 15.2%。（急）血生化 ＋（急）肝功能（2016 年 4 月 25 日）：ALT 24.1 U/L，AST 44.2 U/L，TBiL 16.3 μmol/L，ALB 19.1 g/L，BUN 25.08 mmol/L，Cr 422.9 μmol/L，肾小球滤过率（estimated glomerular filtration rate，eGFR）14.53 mL/（min · 1.73 m²），钠 135.4 mmol/L。（急）血氨（2016 年 4 月 25 日）102.0 μg/dL。乳酸（2016 年 4 月 25 日）0.87 mmol/L。尿特种蛋白 5 项（2016 年 4 月 26 日）：尿转铁蛋白 181.0 mg/L，尿免疫球蛋白 G 589.0 mg/L，尿微 ALB 2190.0 mg/L，尿 α_1- 微球蛋白 52.9 mg/L，尿 β_2 微球蛋白 0.27 mg/L。24 h 尿蛋白 7.69 g。腹部 B 超提示：肝硬化，脂肪

肝，脾大，门、脾静脉增宽，侧支循环形成；胆囊壁水肿；右肾囊肿，双肾实质回声稍增强；腹水大量。双侧胸腔未探及胸腔积液。眼科会诊提示：双眼底血管未见显著异常。心脏 B 超提示：未见明显异常。

【临床诊断】

酒精性肝硬化（失代偿期）；腹水，腹腔感染；低蛋白血症；慢性肾功能不全 CKD5 期，肾病综合征，肾性贫血；2 型糖尿病。

病例分析

入院后给予患者补蛋白 10 g/d、适量利尿、改善肾灌注、抗感染、促红素纠正贫血、间断引流腹水、胰岛素控制血糖等治疗。2 周后患者喘憋略有好转，但患者肾功能 eGFR 在 30 mL/（min · 1.73 m²）波动，24 h 尿蛋白 6 ～ 8 g，未进一步好转。

查看患者：面色晦暗，双下肢水肿、四肢冷、畏寒等症状，舌质暗，苔薄黄，脉沉滑略数。

中医诊断：鼓胀。

证属：脾肾阳虚，水湿内停。

治则：拟温阳健脾，利水渗湿。

方药：真武汤合济生肾气加减。生大黄 12 g，黑附片 10 g，山药 30 g，山萸肉 12 g，生地 15 g，丹皮 12 g，泽泻 15 g，茯苓皮 60 g，泽兰 15 g，猪苓 30 g，车前子 15 g，川牛膝 15 g，阿胶珠 15 g，白茅根 30 g，桂枝 10 g，生黄芪 30 g。每日 1 剂，水煎至 300 mL，每次 150 mL，早晚分服。

服用上方 2 周后双下肢水肿明显减轻，畏寒肢冷略减，时感口干但

笔记

不欲饮水，遂以此方为基础，温脾肾、利水湿为大法，针对病机辅以益气养血、活血化瘀等药调理治疗2个月。

患者血白蛋白稳定在30 g/L，Cr 121.4 μmol/L，BUN 17.1 mmol/L，eGFR 65.71 mL/（min · 1.73 m²），24 h尿蛋白定量0.74 g。尿潜血（＋＋）。24 h尿量由1200 mL逐渐稳定在2000～2300 mL。患者下肢水肿完全消退，腹水明显减少至少量、血糖稳定出院。

📋 病例点评

酒精性肝病是由于长期大量饮酒导致的肝脏疾病。初期通常表现为脂肪肝，进而可发展成酒精性肝炎、肝纤维化和肝硬化。该患者大量饮酒史10年，每日酒精摄入量大于40 g；腹部超声提示肝硬化、侧支循环形成、腹水；胃镜提示有门脉高压、食管静脉曲张等表现，故而患者酒精性肝硬化失代偿期诊断明确。此次因腹胀、双下肢水肿入院，并且患者合并肾功能不全、血尿、蛋白尿，诊断上需要与肾病引起的腹水、水肿相鉴别。

肾病综合征（nephrotic syndrome，NS）是肾小球疾病的常见表现，由多种病因引起，根据病因分为原发性和继发性，前者的诊断主要依靠排除继发性肾病综合征。继发性肾病综合征的病因常见于糖尿病肾病、狼疮性肾炎、肾淀粉样变性、药物、肿瘤等。其主要症状为水肿，水肿首先出现于皮下组织较疏松部位（如眼睑、颜面等），然后出现于下肢（常从踝部开始），多为指压凹陷性水肿，严重的可发展至全身，引起胸腔积液、腹水、心包积液等。临床以大量蛋白尿（＞3.5 g/d）、低蛋白血症（ALB＜30 g/L）、高脂血症、高度水肿为主要诊断标准。

该患者肾病综合征诊断明确，但对于引起的原因，因患者肝硬化，凝血功能差，未能行肾穿刺病理检查，故而无法明确具体原因。对于肾病综合征的治疗，除了常规补蛋白、利尿、抗感染、降压等治疗，还有激素治疗，但肝硬化失代偿期患者，免疫功能低下，存在较高的感染风险，故需要慎重考虑使用。

该患者腹水的原因有两个方面：一方面是肝硬化门脉高压；另一方面是肾病综合征严重的低蛋白血症。在临床中对于肝硬化合并肾病综合征的患者出现大量腹水及软组织水肿治疗上往往比较棘手，如利尿治疗则患者白蛋白丢失增加，利尿不够则患者水肿又不能很好地消退。中医治疗这类疾病有一定的优势。

肝硬化腹水在中医属于"鼓胀"，根据患者腹胀大、双下肢指凹性水肿，怕冷、无汗，脉沉滑略数，舌质紫暗，苔薄黄，综合考虑患者为脾肾阳虚，水湿内停。给予真武汤合并济生肾气加减治疗 2 个月，患者肾功能得到恢复，24 h 尿蛋白低于 1 g。经随访至今，患者肾功能已经基本正常，24 h 尿蛋白 0.3 g。

真武汤出自《伤寒论》，是经典的温阳利水方。《伤寒来苏集》谓"真武，主北方水也。坎为水，而一阳居其中，柔中之刚，故名真武。是阳根于阴，静为动本之义"。水之所主在肾，水之所制在脾，真武汤温肾健脾，恢复水液代谢功能，利水除饮，为治疗阳虚水泛之主方，其阳虚程度较重，多见于急重症疾病。有临床研究表示加味真武汤联合激素治疗肾病综合征优于纯西医治疗，能明显改善临床症状和体征。有临床研究发现，真武汤加减治疗脾肾阳虚型肝硬化并腹腔积液的临床疗效确切，其可快速缓解患者的相关症状，促进腹腔积液快速消退，改善肝功能。济生肾气丸出自宋代《济生方》，具有温阳补肾、利水消肿的作用。现代临床常用于前列腺肥大、慢性肾炎、糖尿病肾病等脾肾阳虚型水肿。

笔记

参考文献

1. 中华医学会肝病学分会脂肪肝和酒精性肝病学组，中国医师协会脂肪性肝病专家委员会 . 酒精性肝病防治指南（2018更新版）. 中华肝脏病杂志，2018，26（3）：188-194.

2. 中华医学会肾病分会 . 临床诊疗指南肾脏病学分册 . 北京：人民卫生出版社，2011.

3. 吴勉华 . 中医内科学 . 北京：中国中医药出版社，2012：134-135.

4. 张仲景 . 金匮要略译注 . 上海：上海古籍出版社，2010.

5. 柯琴 . 伤寒来苏集 . 3版 . 北京：中国中医药出版社，2017：139.

6. 刘成彬 . 加味真武汤联合激素治疗肾病综合征疗效研究 . 内蒙古中医药，2019，38（1）：50-52.

7. 雷耀强 . 真武汤加减治疗脾肾阳虚型肝硬化并腹腔积液的临床疗效 . 临床合理用药杂志，2019，12（9）：114-115.

8. 黎敏姬，张绍芬，潘卓文 . 济生肾气丸加减治疗脾肾阳虚型糖尿病肾病的疗效观察 . 中国实用医药，2018，13（14）：14-16.

9. 贺清珍 . 济生肾气汤加减治疗慢性肾炎172例 . 现代中医药，2003，（5）：31.

（汪晓军　刘增利）

笔记

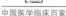
病例 13　肝性脊髓病

病历摘要

【基本信息】

患者，女，55岁。

（1）主诉：肝病史6年，行走困难4个月。

（2）现病史：6年前患者因"贫血"发现肝硬化，5年前外院确诊"自身免疫性肝炎、肝硬化"，给予保肝治疗，否认激素和硫唑嘌呤治疗。4个月前因"肝硬化、胸腔积液、腹水腹腔感染，肝性脑病"住院治疗好转。当时即有双下肢无力，步态不稳，行走困难，此后坚持限蛋白饮食，服用降血氨药物至今无显著疗效。

【中医查体】

双下肢无力，站立不稳；小便急，大便多在夜间。面色黧黑，神志清，肝掌（＋），双下肢僵直，迈步困难，步态不稳，扑翼征（－），踝阵挛（＋）。肌力Ⅳ级，肌张力增强。舌质红，无苔，舌下静脉增粗。脉沉细稍数，尺脉无力。

【辅助检查】

血氨波动于41～207 μg/L。肝功能：ALT 23 U/L，AST 46 U/L，TBiL 376 μmol/L，ALB 33.9 g/L，Child-pvgh B级。

【临床诊断】

西医诊断：自身免疫性肝炎肝硬化（失代偿期）；肝性脊髓病。

笔记

65

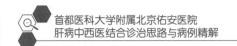
中医诊断：风痱。肝肾阴阳俱虚，督脉失荣。

【中医治疗】

（1）初诊

病机分析：脉沉细无力为虚证；舌红无苔、脉细稍数为阴虚；因肾司二便，阴损及阳，肾阳虚损，命门火衰，故而表现膀胱气化不利，小便急；因督脉统督一身之阳，督脉失荣则夜间大便或五更泄。肝性脊髓病中医证型以肝肾阴阳两虚多见。在此基础上可兼有瘀血阻络。

治则：益肾强督佐以通络。

方药：拟地黄饮子化裁。熟地 15 g，山萸肉 12 g，肉苁蓉 9 g，巴戟天 9 g，黑附片 9 g（先煎），肉桂 4.5 g，石菖蒲 9 g，茯苓 15 g，远志 9 g，大枣 15 g，麦冬 12 g，元参 10 g，厚朴 9 g，桃仁 6 g，枳实 8 g，元明粉 10 g（后下），水煎服，每日 1 剂。

（2）二诊

患者服前方加减 1 个月，自觉全身体力明显好转。下肢肌力有好转，但仍需家人搀扶。方药：前方加狗脊、鹿角镑，继服 1 个月。患者能弃杖行走，不需家人扶持。

【随访】

病后 3 个月一直在我院门诊复诊，病情稳定，双下肢活动无进一步改变。

病例分析

肝性脊髓病（hepatic myelopathy，HM）是由多种肝病引起的颈髓以下脊髓侧索脱髓鞘病变，呈现肢体缓慢进行性对称性痉挛性瘫痪，常伴有肝性脑病（hepatic encephalopathy，HE）反复发作，发病机制有4种学说：①毒性物质作用；②营养物质缺乏；③动力学改变；④免疫损伤。

病理改变颈髓以下脊髓脱髓鞘病变，临床分4期：①神经症状前期，主要为慢性肝病、肝硬化失代偿的表现；②亚临床HE期，出现计算力下降，生活尚能自理；③HE期，反复出现HE的临床表现；④脊髓受损Ⅲ期，主要表现为双下肢肌力减退、肌张力升高甚至强直性痉挛、腱反射亢进、病理反射阳性，肢体痛触觉正常及括约肌功能正常。

HM诊断目前尚无统一标准，诊断依据如下：①有慢性肝病史，如肝硬化，肝癌；②有自然侧支循环形成或门–体静脉吻合史；③存在进行性痉挛性截瘫，但无明显肌萎缩及浅感觉障碍；④反复发作或一过性的肝性脑病表现；⑤血氨显著升高；⑥脑脊液正常，血清铜蓝蛋白正常。以①、③、⑥三项加上②、④、⑤三项中的一项为诊断标准。目前对HM尚无特效的预防和治疗方法。除针对病因的抗病毒治疗外，内科综合治疗是目前主要的手段，包括积极治疗原发病、降血氨、大剂量B族维生素甲钴胺促进神经再生、高压氧治疗提高血氧饱和度，促进肝、脊髓组织代谢，也有采用中医治疗的方法等，最终对于这种尚无其他满意治疗方法的患者来说肝移植可能是唯一有效的手段。

HM是西医诊断，中医无统一命名，钱英教授根据其临床特点认为应属"风痱"病范畴。《灵枢·热病》曰，"痱之为病也，身无痛者，四肢不收，智乱不甚，其言微知，可治；甚则不能言，不可治。"《素问·脉解》曰，"内夺而厥，则为瘖痱，此肾虚也，少阴不至者，厥也。""风痱"为中医病名，首见于隋代巢元方《诸病源候论》。《诸病源候论·风病诸候》曰，"风痱之状，身体无痛，四肢不收，神智不乱，一臂不遂者，风

笔记

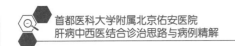

痹也。时能言者可治，不能言者不可治"。

HM 病因病机：长期劳伤虚损，日久生"积"。劳伤指疫毒伤、情志伤、酒食伤、药物伤等，"积"指肝脾肿大致积癖块。《黄帝内经》曰，"肝藏血、主疏泄""肾藏精、主骨生髓、髓生肝"。肝肾同源，肝病日久及肾，久病多虚，久病多瘀，督脉失荣。治法与方药因肝为刚脏，体阴而用阳。治法当"体用同调"，调补肝血，滋养肾阴，益肝之"体"，以期达到壮骨、生髓、荣筋、息风之目的；温补命门、强督通阳，以补肝之"用"以期达到明神智、助气化、通利二便之目的。治疗风痹著名的方子是地黄饮子，此方选自金元四大家之一的刘河间《宣明论方·补养门》。

病例点评

HM 是肝病的一种少见难治的并发症，占肝病的 2%～4%，平均 2.5% 由于其致残性，给患者和家属造成严重危害，目前缺乏有效的治疗手段，肝移植可能是目前唯一有效的治疗手段，但是由于肝移植手术的高难度、昂贵的费用及供体紧缺，肝移植的可及性是有限的，所以寻求可行的 HM 有效治疗手段意义重大。该例患者治疗传承钱英教授的经验，运用中西医结合的方法，在保肝且纠正肝性脑病同时加用中医药治疗，将 HM 归为"风痹"范畴，辨证为肝肾亏虚，基于经典方剂地黄饮子加减治疗，患者双下肢行走困难的症状明显改善，取得较好疗效，发挥了中医学的优势，对探索中西医结合治疗 HM 的方法具有启发作用，目前观察病例数较少，缺乏循证医学证据，应开展进一步研究。

笔记

参考文献

1. 拱忠影 . 肝性脊髓病研究进展 . 实用心脑肺血管病杂志，2011，19（5）：876-877.

2. 勾春燕，钱英，李晶莹，等，钱英教授运用地黄饮子治疗肝性脊髓病经验初探 . 中西医结合肝病杂志，2014，8（1）：50-51.

3. 韩帅，张野 . 病毒性肝炎神经系统并发症的研究进展 . 临床肝胆病杂志，2017，33（6）：1161-1164.

（勾春燕）

第四章
自身免疫性肝病

病例 14　重叠综合征

病历摘要

【基本信息】

患者，女，55 岁。入院日期：2009 年 9 月 29 日。

（1）主诉：肝硬化史 1 年余，呕血 1 h。

（2）现病史：患者于 1 年前（2008 年 7 月）无明显诱因出现腹胀，起初未予重视及治疗，但渐进性加重。于北京某医院住院治疗，诊断为"肝硬化失代偿期，脾大，腹腔积液"，肝硬化原因不清，予以保肝利尿等对症治疗，略有改善后自动出院。11 个月前（2008 年 10 月）因腹胀入我院住院治疗，检查抗核抗体阳性（1∶320），抗线粒体抗体阳性（1∶100），抗着丝点抗体 B（＋＋＋＋），抗线粒体抗体 2 型阳性。腹部 CT 示肝硬化，脾大，腹水中量，食管静脉曲张，胆囊炎，诊断为"重叠综合征，自身免疫性肝炎，原发性胆汁性肝硬化"，给予保肝、抗感染、利胆、利尿、营养支持等治疗，好转出院。患者自发病至今未按要求规范服用熊去氧胆酸治疗，时而有停药现象。2009 年 3 月出现呕血及黑便，于我院住院治疗，考虑为"原发性胆汁性肝硬化、上消化道出血"，予止血、降门脉压、抑酸治疗后好转。近 1 个月患者症状时有反复，经当地医院输液予以保肝对症治疗和我院门诊定期就诊治疗，病情尚能稳定。此次患者 1 h 前无明显诱因出现呕血 1 次，约 50 mL，伴恶心、头晕、乏力、腹胀、下肢水肿中度，皮肤、巩膜轻度黄染，二便正常。

（3）既往史：否认肝病接触史，否认肝病家族史。曾有输血及血制品史。

【体格检查】

神志清，精神弱，贫血貌，慢性肝病面容。对答切题，定向力正常，计算力减慢，皮肤、巩膜轻度黄染，心肺（－），腹平软，轻压痛，无反跳痛，肝脾肋下未及，肝区叩痛（－），墨菲征（－），移动性浊音（＋），双下肢水肿不显。扑翼样震颤（－），踝阵挛（－）。舌红苔少，脉沉弦细弱。

【辅助检查】

肝功能（2009 年 9 月 29 日）：ALT 56 U/L，AST 62 U/L，TBiL 35.3 μmol/L，DBiL 19.6 μmol/L，D /T 0.56，TP 48.0 g/L，ALB 23.2 g/L，GIB 25.4 g/L，A/G 0.91。

乙型肝炎病毒标志物检查：HBsAg（－），HBsAb（＋），HBeAg（－），HBeAb（－），HBcAb（－）。丙型肝炎病毒 IgG 抗体（－）。

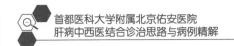

自身抗体检查（2009年9月29日）：抗核抗体（+）（1：320），抗线粒体抗体（+）（1：100），其余检查（－）。

B超检查（2009年10月12日）：肝硬化，脾大，脾静脉增宽，胆囊壁水肿，腹水少至中量。

胃镜检查（2009年10月10日）：食管静脉重度曲张，警惕出血，门脉高压性胃病。

【临床诊断】

重叠综合征；自身免疫性肝炎；原发性胆汁性肝硬化（失代偿期），上消化道出血，食管胃底静脉曲张破裂出血，失血性贫血（中度）；低蛋白血症；腹水、腹腔感染。

病例分析

1. 西医分析

患者有慢性病程，急性起病，结合患者既往我院免疫学指标的生化检查，明确诊断为"重叠综合征，自身免疫性肝炎，原发性胆汁性肝硬化"，既往曾有消化道出血史，腹部CT曾提示存在食管静脉曲张，此次入院前出现呕血，考虑食管胃底静脉曲张破裂出血。

入院后予病危一级护理，禁食水，予止血、抑酸、降门脉压、保肝、退黄、抗感染、输血、对症支持治疗，后患者因饮食不当于住院期间再次出现黑便，复经内科止血、抑酸、降门脉压等治疗支持后，患者活动性出血停止，行胃镜、肠镜等检查，均未见明确活动性出血，考虑患者为门脉高压相关性胃肠病，继予奥曲肽降门脉压、奥美拉唑抑酸、口服磷酸铝凝胶、凝血酶止血治疗，患者活动性出血停止。随后行胃镜检查明确为食管静脉重度曲张，食管曲张静脉破裂出血，行胃镜下硬化剂治疗 1 次，过程顺利，术后患者恢复良好。

2. 中医分析

由于大量失血加之患者原本机体情况较差，虽然出血停止但患者乏力、腹胀、纳差、大便不调、黄疸等症状未完全好转，故及时给予中医辨证施治，根据其症状及舌红苔少，脉沉弦细弱，考虑为肝肾阴血亏虚，气虚血瘀，故以八珍汤合一贯煎加减化裁。

基本方药：生黄芪 50 g，沙参 30 g，炙甘草 10 g，陈皮 10 g，阿胶珠 15 g，当归 15 g，赤芍 15 g，郁金 15 g，生地 20 g，麦冬 20 g。水煎服，每日 1 剂。旨在使气血尽快恢复，肝肾得以滋养，服用 2 周。

2 周后，患者乏力感大减，体能评分由 60 上升至 95，余症状也缓解，进食好转，面色渐红润，肝功能、肾功能均较平稳，腹水由大量减少至少量。随后稍增加活血养血通络之品，如鸡血藤 30 g、三七 6 g、秦艽 15 g、鳖甲 30 g、王不留行 30 g、路路通 30 g，病情好转，于 2009 年 11 月 17 日出院。出院后患者坚持门诊中西医结合治疗和随诊，症状显著好转，病情稳定。

病例点评

患者"重叠综合征，自身免疫性肝炎，原发性胆汁性肝硬化失代偿期"的主要诊断明确，患者反复多次出现消化道出血，此次入院经治后呕血停止，但有黑色柏油便，考虑仍有活动性出血，故加强了止血、抑酸、降门脉压、抗感染治疗，胃镜检查提示活动性出血停止。患者乏力、畏寒明显，考虑与失血量大、血容量不足有关，患者基础血压较低为 90/60 mmHg，故注意给予适量胶体液、晶体液有利于维持血压，但要防止血压过高而引发再出血，应将血压维持在正常低限水平，保持生命

笔记

73

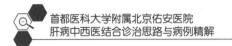

体征平稳。

在出血停止、病情稳定后及时跟进中医药治疗，对于原发性胆汁性肝硬化、自身免疫性肝炎等自身免疫性肝病的治疗有很大好处，在有肝硬化及食管胃底静脉曲张时，激素的使用应十分谨慎。中医药辨证施治可以调整脏腑功能，达到调节自身免疫平衡的作用。通过多年临床观察发现，自身免疫性肝病多有肝郁血瘀、阴血不足、虚热内生的情况，久而出现经络阻滞，气血不通，以滋养肝肾阴血、疏肝理气、活血凉血等法辨治，常以丹栀逍遥散、青蒿鳖甲汤、桃红四物汤、一贯煎等方加减化裁，效果显著。

参考文献

1. 中华医学会肝病学分会，中华医学会消化病学分会，中华医学会感染病学分会. 自身免疫性肝炎诊断和治疗共识（2015）. 中华肝脏病杂志，2016，24（1）：23-35.

2. 中华医学会肝病学分会，中华医学会消化病学分会，中华医学会感染病学分会. 原发性胆汁性肝硬化（又名原发性胆汁性胆管炎）诊断和治疗共识（2015）. 中华肝脏病杂志，2016，24（1）：5-13.

3. 王绮夏，马雄. 自身免疫性肝病重叠综合征诊治进展. 胃肠病学，2018，23（5）：283-286.

（汪晓军　刘增利）

病例 15　原发性硬化性胆管炎

病历摘要

【基本信息】

患者，男，63 岁。

（1）主诉：上腹胀半年余。

（2）现病史：患者于 2018 年 4 月前在当地医院明确诊断为"原发性硬化性胆管炎"，诊断过程不详。予熊去氧胆酸口服，每次 250 mg，每日 2 次；多烯磷脂酰胆碱胶囊（易善复）口服，每次 1 粒，每日 3 次。给予对症治疗，治疗半年余，仍有间断上腹胀，遂于 2018 年 11 月 1 日到钱英教授中医门诊就诊。问病史，诉胃胀、乏力、口干不思饮、手足刺痛、小便色红、大便伴排便不畅感，4 ～ 5 次 / 日。

（3）既往史：无特殊。

【中医查体】

目黄，唇黑，面黑，杵状指阳性，舌暗红，苔黄厚腻，舌下静脉迂曲、色黑，脉弦滑数。

【辅助检查】

2018 年 10 月 8 日实验室检查结果（就诊前 1 个月）：ALT 62 U/L，AST 114 U/L，GGT 164 U/L，ALP 789 U/L，ALB 28.1 g/L，TBiL 275.6 μmol/L，DBiL 204.6 μmol/L，TBA 182.3 μmol/L。

【临床诊断】

西医诊断：原发性硬化性胆管炎。

75

中医诊断：黑疸。

【中医治疗】

（1）初诊（2018年10月8日）

中医证型：湿热困阻证。

治则：固肾、和胃、退黄。

方药：茵陈80 g（先煎），炒栀子10 g，大黄3 g，地骨皮15 g，白薇20 g，青蒿15 g，元明粉4 g（后下），大腹皮12 g，大腹子12 g，熟大黄3 g，川朴10 g。水煎服，每日半剂。

（2）复诊（2018年12月13日）

患者胃胀明显好转，全身乏力稍有好转，手足仍有刺痛，口干喜温饮，小便色如红茶，大便日行4～5次，呈条状。舌暗红，苔黄厚，脉弦滑数。

2018年11月19日化验结果：ALT 50 U/L，AST 106 U/L，GGT 112 U/L，ALP 383 U/L，ALB 27.3 g/L，TBiL 240.4 μmol/L，DBiL 174.7 μmol/L，TBA 198.17 μmol/L，诊断同前，治以通络活血凉血法。

方药：茵陈80 g（先煎），炒栀子10 g，地骨皮15 g，白薇20 g，青蒿15 g，大腹皮12 g，大腹子12 g，赤芍15 g，草红花10 g，薏苡仁20 g，当归12 g，羚羊角粉3 g（冲服），水牛角粉3 g（冲服），余水煎服，每日半剂。同时配合大黄䗪虫丸，每日1丸，巩固治疗。

病例分析

1. 古代对于黑疸病的相关论述

（1）病名：黑疸为黄疸的特殊类型之一，病名最早出现在《金匮要略》中，将黄疸病分为谷疸、酒疸、女劳疸、黑疸。《备急千金要方》将黑疸称为黄汗。唐代王焘在《外台秘要》中所记载的名称有黄疸、谷疸、酒疸、女劳疸、黑疸、阴疸等，分类法明晰，至今为人们所用。

（2）症状：《金匮要略》中对黑疸的描述为"目青面黑，心中如啖蒜虀状，大便正黑，皮肤爪之不仁，其脉浮弱，虽黑微黄"。《外台秘要·黑疸方三首》曰："黑疸之状，苦小腹满，身体尽黄，额上反黑，足下热，大便黑是也。"《医门法律》曰："女劳疸，额上黑，谓身黄加以额黑也。"

（3）传变：《金匮要略》中指出，"酒疸下之，久久为黑疸……"《外台秘要·黑疸方三首》曰："夫黄疸、酒疸、女劳疸，久久多变为成黑疸。"晚清周学海在《读医随笔卷四·黄疸黑疸》中指出，"黑疸，乃女劳疸、谷疸、酒疸日久而成，是肾虚燥而脾湿热之所致也"。

（4）治疗：《金匮要略》中将黄疸的治疗概括为：汗、吐、下、和、温、清、消、补。《外台秘要》中记载治疗黑疸的方剂有硝石矾石散、茵陈丸、土瓜根汤、赤小豆茯苓汤、黄芪芍药桂心酒汤、桂枝加黄芪五两汤、滑石散等。《读医随笔卷四·黄疸黑疸》中提出，"黄之为色，血与水和杂而然也……故治之法，或汗或下，必以苦寒清燥，佐以行瘀之品，为摄血分之湿热而宣泄之也"。黑疸辨病在中焦时，治以清胃疏肝、滋肾利水为主，用小柴胡汤、茵陈五苓散和黄连枳实诸理中汤治疗；黑疸病偏在下焦时，治以滋肾补肺，不得清胃，更不得利水，选滋肾丸、大补阴丸加参、芪可也，必待肺气已充，肾阴已复，始从清胃利水；著阴黄者，茵陈四逆主之。但不论何期，必兼用化血之品（如桃仁、红花、茜草、丹参之类）一二味，化瘀生新。

2. 钱英教授固肾退黄法治疗黑疸

（1）固肾法治疗黄疸的理论依据：钱英教授"肝病固肾"的理论基础为"肝肾同源"。"肝肾同源"在《黄帝内经》中已有丰富的论述。明

笔记

代李中梓《医宗必读》中首次正式提出"乙癸同源，肝肾同治"的说法，因肾藏精，肝藏血，肝为肾之子，肾精可化为血藏于肝，精血互生则是乙癸同源的物质基础。病理状态下肾精亏损可致肝血不足，肝失疏泄也可导致肾精亏损，肾之阴阳影响肝之阴阳，其提出"东方之木，无虚不可补，补肾即所以补肝……壮水之源，木赖以荣"，即为"肝肾同治"。清代林珮琴《类证治裁》所言："凡肝阴不足，必得肾水以滋之。"清代张锡纯在《医学衷中参西录》中指出"不知人之元气，根基于肾，而萌芽于肝。凡物之萌芽，皆嫩脆易损。"古代对女劳疸、黑疸的区分尚不明确，但二者的病因却不尽相同，认为都是肾虚所致。五脏中肾主黑，肾虚则元阳亏损，肾之黑色现于面部而为黑疸。钱英教授经常强调：久病及肾，肝肾同源，肾藏元阴，肾阴为肝体之本，肝阴虚日久必累肾阴不足，所以治肝病注意调补肾阳、滋养肾阴，往往能取得事倍功半的效果。

（2）退黄要"多法联用，分清主次，灵活使用"：钱英教授早年跟随其师关幼波抄方学习多年，关幼波教授提出治疗黄疸有三法，即"治黄必治血，血行黄易却""治黄需解毒，毒解黄易除""治黄要化痰，痰化黄易散"。钱英教授在继承中加以发挥，强调在化痰、解毒、活血退黄的过程中要"多法联用，分清主次，灵活使用"。

1）治血：《张氏医通》提出，"以诸黄虽多湿热，然经脉久病，无不瘀血阻滞也"。治疗黄疸时活血乃常用治法，而瘀血的病机各有不同，需分期主次，伴有瘀热者要凉血活血，以丹皮、赤芍、紫草、茜草、生地、白茅根、小蓟多用；伴有血虚者则多用川芎、三七、泽兰补血活血；病久者多为沉寒痼瘀，用桂枝、苏木、鸡血藤温通活血治疗。在治疗过程中出现病机转变时要随症加减变化药方。

2）化痰：钱英教授常用的化痰药为杏仁、橘红、莱菔子、瓜蒌，但选取配伍时又不相同。《本草备要》中记载杏仁"泻肺解肌，除风散寒，降气行痰，润燥消积，通大肠气秘"，故杏仁多用来治疗寒痰。《本草纲目》中记载橘红下气消痰，具有行气化痰之效；莱菔子有消食化痰，下气定喘之效，患者纳食不佳伴有痰时选用莱菔子效果更好。《本草纲目》中记载瓜蒌"润肺燥，降火。治咳嗽，涤痰结，止消渴，利大便，消痈肿疮毒"，临床上肺热燥咳，痰黏不易咳出时用瓜蒌。

3）解毒：中药中清热解毒之品众多，钱英教授善用据上、中、下焦热的不同程度对症选药。偏上焦热甚者选栀子、金银花、连翘、黄芩，中焦热甚者选黄连、大黄，下焦热甚者选草河车、蒲公英等药。

病例点评

原发性硬化性胆管炎是原因不明的慢性淤胆性疾病，其起病隐匿，大多数患者无临床证候，出现慢性淤胆者说明其病情已进展至胆道狭窄或肝硬化，常有乏力，体重减轻、瘙痒、黄疸等症状。患者症见乏力、黄疸、消瘦，说明其病情已进展到相当程度。西医治疗以对症治疗、免疫抑制治疗及抗纤维化治疗为主。

中医治疗，该例患者为典型的黑疸病患者，其面黑、乏力为肝久病虚损、气血两伤所致；"木旺乘土"，肝脾不调则出现胃胀、大便次数增多，排便不畅等症。黑便是为湿邪入内，困于脾土，肝气不舒，血瘀气滞，出现肝不藏血之症。钱英教授根据患者病机，准确立法，先以茵陈蒿汤退黄加用地骨皮、白薇滋肾阴清虚热；后以赤芍、草红花、当归活血以利退黄。因患者面色黑，胃胀，眼眶周围色黑，据《金匮要略·血痹虚劳病脉证并治》曰："五劳虚极羸瘦，腹满不能饮食……肌肤甲错，两目黯黑，缓中补虚，大黄䗪虫丸主之。"以中药汤剂加用大黄䗪虫丸巩

笔记

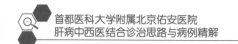

固疗效。西医治疗继予熊去氧胆酸胶囊每日 2 粒，易善复 1 粒每日 3 次对症治疗。经治疗，患者症状及化验指标较前明显好转，治疗获效。

参考文献

1. 张甡颖，张环悦 .《金匮要略》黑疸之探讨 . 山东中医药大学学报，2011，35（4）：304-305.

2. 张仲景 . 金匮要略 . 北京：人民卫生出版社，2005：58-61.

3. 王焘 . 外台秘要方 . 北京：华夏出版社，1993：60-76.

4. 周学海 . 读医随笔 . 南京：江苏科学技术出版社，1983：169.

5. 张秋云，车念聪，高连印，等 . 中华中医药学会第十五届内科肝胆病学术会议暨国家中医药管理局专科专病协作组（肝病组、传染病组）会议论文汇编 . 首都医科大学，2012，384-388.

6. 张秋云，车念聪，付修文，等 . 活用三法退黄，气化三焦消臌 . 中国中医药报，2014.

7. 杜宇琼，车念聪，孙凤霞，等 . 钱英治疗黄疸学术思想探究 . 北京中医药，2013，32（10）：736-737，743.

（胡建华　张丽丽）

第五章
药物或毒物性肝损伤

病例16　误服漆料致中毒性肝病

病历摘要

【基本信息】

患者，男，38岁。入院时间：2008年12月30日。

（1）主诉：尿黄2个月。

（2）现病史：患者于2个月前误服漆料约200 mL后出现神志不清，转入当地县医院，治疗4天，昏迷无改善。转入另一家医院，住院第7天患者神志转清，但家人发现其皮肤黄染逐渐加重，于2008年12月

15 日转入北京某医院职业病病区，进一步治疗，住院期间使用丁二磺酸腺苷蛋氨酸、维生素 C、维生素 B_6 等治疗，并进行 3 次人工肝治疗，TBiL 由 300 μmol/L 降至 175 μmol/L，患者自觉无特殊不适，为进一步治疗而来我院。

（3）既往史：否认肝病家庭史，否认慢性肝病史，否认相关流行病学史，否认饮酒史。

【临床诊断】

（1）临床诊断：中毒性肝炎。

（2）诊断依据：中毒性肝炎是由化学毒物（如磷、砷、四氯化碳等）、药物或生物毒素等所引起的肝损伤，主要是细胞毒性作用导致，一次剂量较大的中毒，损伤较重，出现昏迷等症状。该患者为青年男性，有明确服用漆料约 200 mL 史，服用后出现昏迷，此后出现黄疸进行性加深，肝损伤重，故考虑中毒性肝炎诊断。

【鉴别诊断】

（1）病毒性肝炎

由各种肝炎病毒引起的以肝损伤为主的传染病，包括甲、乙、丙、丁、戊型病毒性肝炎。甲型、戊型为急性感染，经粪 - 口途径传播。乙型、丙型、丁型亦可急性感染，多为慢性感染，少数发展为肝硬化或肝细胞癌，主要经血液、体液等途径传播。该患者为青年男性，否认肝病家族史，否认慢性肝病史，否认相关流行病学史，考虑病毒性肝炎无诊断依据，进一步化验病毒性肝炎病原学除外。

（2）酒精性肝病

由于大量饮酒所致的肝脏损伤。初期表现为脂肪肝，进而发展成酒精性肝炎、酒精性肝纤维化和酒精性肝硬化。严重酗酒可引起肝衰竭。

饮酒史是诊断酒精性肝病的必备依据，中国检查标准为：有长期饮酒史，一般超过 5 年，折合酒精量男性≥ 40 g/d，女性≥ 20 g/d；或 2 周内有大量饮酒史，折合酒精量＞ 80 g/d。该患者否认饮酒史，故目前不考虑酒精性肝病诊断。

【西医治疗】

入院后胃镜检查：反流性食管炎，Barrett 食管，食管溃疡，病理示复层鳞状上皮组织，可见溃疡性渗出坏死物伴肉芽组织形成，慢性浅表性胃炎。

予以还原型谷胱甘肽、复方甘草酸苷、多烯磷脂酰胆碱、腺苷蛋氨酸等治疗，并予以输血浆治疗。

病例分析

中医诊断：黄疸。

（1）初诊（2008 年 12 月 31 日）

黄疸消退欠满意，余无特殊不适，脉弱，尺脉紧，舌淡紫，苔薄白，辨证为"脾肾阳虚"。患者长期无法正常进食，兼有血虚，形容憔悴，面色萎黄，脾肾阳虚，兼血虚血瘀，故予茵陈术附汤、大黄附子汤、当归补血汤合方。

方药：茵陈 15g，生白术 30g，黑附片 30g，细辛 10g，干姜 15g，大黄 10g，生黄芪 60g，当归 10g，红参 15g，白芍 10g。5 剂，水煎服，每日 1 剂。

（2）二诊（2009 年 1 月 6 日）

TBiL 179.3 μmol/L，深静脉置管已拔除，自觉尚可，面色晦暗，形体消瘦，大便可，脉沉细而缓，舌淡紫少苔。患者阳虚较甚，宜重用附子温通，兼以枸杞、桃仁、五味子滋补温润之品。

笔记

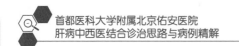

方药：前方黑附片加至 50 g，再加五味子 15 g，枸杞子 30 g，桃仁 15 g，炙甘草 15 g。7 剂，水煎服，每日 1 剂。

（3）三诊（2009 年 1 月 13 日）

黄疸已降，TBiL 106 μmol/L，近日静脉输液过敏后周身皮肤瘙痒脱屑，脉弦较前略有力，面色较前红润，余无特殊不适。

方药：前方附子加至 60 g，再加葛根 10 g，蝉蜕 3 g。7 剂，水煎服，每日 1 剂。葛根、蝉蜕可透邪出表。

（4）四诊（2009 年 1 月 20 日）

黄疸明显消退，TBiL 69.1 μmol/L，PTA 80%，无明显不适，无皮肤瘙痒及脱屑，脉弦细，舌淡苔薄白。

方药：继守前方 20 剂，带药出院回家继续服用。

（5）五诊（门诊复查）（2009 年 2 月 11 日）

B 超检查：脾厚 49 mm，肝包膜欠光滑，胆囊炎。血常规正常，TBiL 39.7 μmol/L，AST 45.3 U/L，GGT 55.8 U/L。脉沉细弦有力，舌质暗红，苔薄白，主诉身痒，膝软，便可。血虚有郁热，拟养血清热为主。

方药：当归 15 g，生地 30 g，川牛膝 15 g，白芍 15 g，枣仁 30 g，乌梅 20 g，炙甘草 15 g，麦冬 15 g，木瓜 15 g，徐长卿 30 g，夏枯草 30 g，白鲜皮 15 g。14 剂，水煎服，每日 1 剂。

（6）随访

2 个月后随访肝功能正常，已可正常工作。

病例点评

误服漆料中毒者临床颇为罕见，中医辨病因无法归类，但凭脉辨证自可以不变应万变。辨证为气血大虚，血虚失于濡养，阳虚失于温运，故总以温通为主，但久用温热之剂需防化燥伤阴。

（杨华升　邱金鹏）

第六章
原发性肝癌

病例 17　原发性肝癌

病历摘要

【基本信息】

患者，男，67 岁。

（1）主诉：乙型肝炎病毒表面抗原阳性 10 余年，介入治疗术后 1 个月。

（2）现病史：1 个月前体检时发现 HBsAg（＋），肝功能正常，一直未行治疗。4 年前体检时肝功能轻度异常，无明显不适，在当地间断服用保肝药，年前查肝功能指标异常，后至我院，予乙型肝炎养阴活血颗粒及中药汤剂口服，肝功能转为正常。月前体检发现肝第八段占位病灶入住我院，经肝穿诊断为原发性肝癌，硬化型，并行肝动脉化疗栓塞术1次，术后予拉米夫定抗病毒治疗，目前无明显不适。

（3）既往史：乙型肝炎病史，乙型肝炎家族史。

【入院检查】

ALT 70.8 U/L，AST 50.6 U/L，GGT 61.2 U/L，ALP 143.9 U/L。乙型肝炎病毒标志物检查：HBsAg（＋），HBeAg（＋），HBcAg（＋），HBV-DNA（－），AFP 41.33 ng/mL。腹部CT：肝内可见多发结节状及点状碘油聚集灶，部分碘油聚集欠密实，较前部分流失，其内及周围可见低密度改变，增强后未见明显异常强化，余肝内改变基本同前，腹膜后未见明显肿大淋巴结。

【临床诊断】

（1）临床诊断：原发性肝癌硬化型（乙型）；肝动脉化疗栓塞术后。

（2）诊断依据：原发性肝癌包括肝细胞癌、肝内胆管癌和混合型3种不同病理类型。在我国，肝癌的高危人群主要包括：有乙型肝炎病毒和（或）丙型肝炎病毒感染、酗酒、非酒精脂肪性肝炎、食用被黄曲霉毒素污染食物、各种原因引起的肝硬化等人群。尤其是年龄40岁以上的男性风险更大。该患者为老年男性，乙型肝炎病史，乙型肝炎家族史，影像学发现肝占位，行病理检查明确诊断为原发性肝癌。故诊断明确。

【鉴别诊断】

（1）肝转移癌：一般有原发病灶，该患者既往无明确其他部位肿瘤病史，腹部CT等检查未发现其他肿瘤，暂不支持该诊断。

（2）肝脓肿：肝脓肿患者临床表现为发热、肝区疼痛、压痛明显，肿大，肝表面平滑无结节。白细胞计数和中性粒细胞升高。多次超声检查可发现脓肿的液性暗区。该患者无发热、肝区疼痛表现，血常规未见白细胞及中性粒细胞升高，目前考虑此诊断可能性不大。

📋 病例分析

（1）初诊（2009年1月5日）

肝癌介入术后，大便日1次，略溏，夜尿2～3次，入夜口干，肾精不藏，气不升腾，应以温肾为主，脉沉缓，舌淡红，苔薄白。

方药：黑附片40 g，干姜20 g，炙甘草30 g，肉桂15 g，山药30 g，熟地40 g，山萸肉30 g，茯苓15 g，丹皮15 g，五味子10 g，菟丝子15 g，枸杞子15 g，细辛20 g。30剂，水煎服，每日1剂。

（2）二诊（2009年2月11日）

肝癌介入术后，无明显不适，脉弦滑有力，舌暗红，苔薄白，拟疏解化瘀。

方药：鳖甲15 g，三棱6 g，莪术6 g，鸡内金10 g，刘寄奴30 g，丹参15 g，土鳖虫15 g，法半夏15 g，胆南星15 g，夏枯草30 g，僵蚕15 g，柴胡15 g，粉甘草10 g，生牡蛎30 g。5剂，水煎服，每日1剂。

（3）三诊（2009年2月16日）

患者无明显不适，胸部CT示原介入病灶周围可疑阴影，舌脉同前。

方药：前方加鳖甲至30 g，去法半夏、柴胡，加半枝莲15 g，白花蛇舌草30 g。30剂，水煎服，每日1剂。

（4）随访（至2013年6月）

患者每半年前来我院接受系统检查，病情稳定，未行介入及外科手术等治疗，2010年5月以后将前方改为散剂，每日5 g，口服，前方稍

笔记

做调整，基本守方治疗。随访至 2013 年 6 月（距最初确诊肝癌近 5 年），患者病情稳定，无复发及新发肿瘤病灶。肝功能正常，体力评分 0 分。

病例点评

《难经·五十六难》曰"脾之积名曰痞气，在胃脘，覆大如盘，不久愈，令人四肢不收，发黄疸，饮食不为肌肤，以冬壬癸日得之"，非常符合原发性肝癌特点。患者始终采用温通法治疗，发现肝癌迄今 5 年，仅行介入治疗一次，除抗病毒等西医治疗方法外，中医药在其中发挥了重要作用。

（杨华升　邱金鹏）

病例 18 乙型肝炎原发性肝癌

病历摘要

【基本信息】

患者，男性，49 岁。

（1）主诉：乙型肝炎 40 年，肝硬化史 6 年，肝癌病史 3 年余。

（2）现病史：40 年前发现 HBsAg（+），未予重视和治疗。8 年前于北京某医院住院时诊断为"肝硬化，胸腔积液"，予阿德福韦酯片 10 mg/d，口服抗病毒，并于我院门诊定期复查。3 年前行腹部 MRI 提示肝右叶多发肝癌可能，入院诊治。患者家属不同意外科及介入治疗，要求保守治疗。除抗病毒药物改为恩替卡韦外，3 年前开始口服中药汤剂治疗至今。

（3）既往史：糖尿病史 11 年，规律口服阿卡波糖（拜糖平）降糖治疗。

（4）流行病史：5 年前有输血史。

（5）个人史：吸烟 30 年；饮酒 30 年，戒酒 3 年。

（6）家族史：否认肝病家族史。

【体格检查】

神志清，精神差，面色稍暗，蜘蛛痣（−），皮肤、巩膜无明显黄染，双肺呼吸音清，心率 98 次 / 分，心律齐，肝区无压痛，无反跳痛，墨菲征（−），腹部膨隆，移动性浊音（+），双下肢无水肿。

【辅助检查】

肝功能评价：Child-Pugh B 级。腹部增强 CT、MRI 均提示：肝右

笔记

叶多发结节型肝癌可能性大，与前期监测结果比较略有进展（10 mm、7 mm）；肝硬化，脾大，侧支循环形成。

【临床诊断】

原发性肝癌（Ⅱb 期）；肝炎肝硬化（乙型）失代偿期；酒精性肝病；2 型糖尿病；原发性高血压（3 级）。

【治疗方案】

1. 西医治疗

恩替卡韦 0.5 mg，每日 1 次。

2. 中医治疗。

（1）一诊（2017 年 1 月 3 日）

时有肝区不适，口苦，无腹胀腹痛，纳眠可，二便调。舌质红，苔黄，舌下静脉延长增粗，脉沉弦。辅助检查（2016 年 12 月 19 日）：ALT 61.1 U/L，GGT 114.6 U/L，AFP 1.8 ng/mL。

诊断：原发性肝癌。

证属：肝郁气滞，瘀毒阻滞。

治则：调补肝脾肾，解毒化瘀。

方药：苦参 15 g，槲寄生 20 g，郁金 12 g，麸炒枳壳 12 g，赤芍 15 g，茯苓 15 g，白英 20 g，半枝莲 30 g，薏苡仁 30 g，金荞麦 30 g，水红花子 15 g，鸡血藤 15 g，车前草 30 g，百合 15 g。14 剂，水煎服，每次 150 mL，每日 2 次。

（2）二诊（2017 年 3 月 21 日）

服药 2 个月后复诊，肝区不适较前减轻，口苦缓解，无腹胀、腹痛，纳眠可，二便调。舌红，苔薄白，舌下静脉延长增粗，脉沉弦。辅助检查（2017 年 3 月）：ALT 18.5 U/L，GGT 55.8 U/L，AFP 1.53 ng/mL。

腹部增强 CT：肝右叶多发结节型肝癌可能性大，较前稍进展（7 mm、10 mm）；肝硬化，脾略大，侧支循环形成。本次继续加强解毒、化瘀作用。

方药：醋莪术 9 g，槲寄生 30 g，苦味叶下珠 30 g，白花蛇舌草 20 g，三七 9 g，金荞麦 30 g，地黄 15 g，黄芩 9 g，半枝莲 30 g，白英 20 g，赤芍 20 g，薏苡仁 30 g，郁金 15 g。7 剂，水煎服，每次 150 mL，每日 2 次。

此后定期复查，在原方基础上随症加减。

（3）最近一次就诊（2019 年 3 月 12 日）

无任何不适，舌质红，苔黄，脉沉细。辅助检查（2019 年 3 月）：ALT 26.3 U/L，GGT 37.6 U/L，AFP 4.62 ng/mL。腹部 B 超示：肝右叶实性占位性病变性质待定（54 mm×46 mm，不均质高回声团，边界不清）；肝硬化；脾大；肝内多发高、低回声结节，性质待定（较大 16 mm）；胆囊息肉？胆囊壁毛糙。

基本证型：属于肝郁气滞瘀毒阻滞。

继服：①恩替卡韦 0.5 mg，每日 1 次；②方药（2019 年 3 月 12 日）：白花蛇舌草 30 g，叶下珠 30 g，槲寄生 30 g，半枝莲 20 g，山慈菇 5 g，黄芪 30 g，白英 15 g，茯苓 15 g，郁金 10 g，地黄 30 g，炒白术 12 g，丹参 20 g，龙葵 30 g，醋莪术 10 g。28 剂，水煎服，每次 150 mL，每日 2 次。

治疗期间实验室检查指标变化趋势（图 18-1）。腹部增强 CT（2017 年 12 月 8 日）：肝右叶多发结节型肝癌可能性大，肝硬化，脾略大，侧支循环形成，肝右叶后段腔静脉旁低密度结节较强缩小。腹部增强 CT（2018 年 7 月 12 日）：肝右叶多发结节型肝癌可能性大，较前进展（2017 年 12 月 8 日），39 mm×13 mm；肝硬化，脾略大，侧支循环形成，

笔记

肝右叶后段腔静脉旁及肝左叶多发小囊肿。腹部增强 CT（2019 年 1 月 21 日）：肝右叶多发结节型肝癌可能性大，较前进展（2018 年 7 月 12 日）43 mm×34 mm；肝硬化，脾略大，侧支循环形成，肝右叶后段腔静脉旁及肝左叶多发小囊肿。

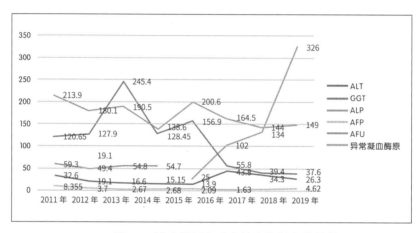

图 18-1 治疗期间实验室检查指标变化趋势

病例分析

在乙型肝炎相关肝硬化基础上，发现肝内直径≤ 2 cm 结节，动态增强 MRI、动态增强 CT 、超声造影及普美显动态增强 MRI 4 项检查中至少有 2 项显示有动脉期病灶明显强化、门脉或延迟期强化下降的“快进快出”的肝癌典型特征，则可做出肝癌的临床诊断；对于发现肝内直径 > 2 cm 的结节，则上述 4 种影像学检查中只要有一项有典型的肝癌特征，即可临床诊断为肝癌。

该例患者在乙型肝炎肝硬化病情监测期间，首先通过影像发现肝内结节，并有动态增大趋势，故临床诊断为原发性肝癌；分期为Ⅱ b 期。Child-Pugh 提示肝功能 B 级，为失代偿期，抗病毒治疗前曾经有过腹水。根据原发性肝癌诊治规范（2018年版），由于肝功能较差，不适合外科手术切除；肝移植、肝动脉导管化疗栓塞及序贯消融为可能选择。但患者及其家属拒绝外科及介入治疗方案，且不考虑其他系统治疗，仅要求中药保守治疗，自2016年至今坚持抗病毒药物基础上，口服中药汤剂治疗，期间未诉明显不适，肝功能仍为Child-Pugh B级，腹部增强CT肝癌较前缓慢进展，无其他并发症。原发性肝癌Ⅱb期相当于巴塞罗那肝癌分期B期，即使采用了肝动脉化疗栓塞治疗，其3年生存率为20%～40%。该例患者在仅应用中药治疗的情况下，保持有质量的生活3年以上，表明中医治疗能够改善症状，提高机体的抵抗力，提高生活质量。该病例的治疗方案是李秀惠教授在师承钱英教授以"榭芪方"治疗原发性肝癌的诊治经验基础上，根据患者的具体情况随症加减制订的。

病例点评

肝癌属于中医学的"癥积""鼓胀"。全国名中医、首都国医名师钱英教授认为，肝癌的病因病机多因久病正虚，脾虚失于运化，元气亏虚，络脉不通，痰浊、瘀血、邪毒结聚不散，进一步阻塞经络气血运行，影响脏腑运化，病位在肝脾，久则及肾。明确了肝癌的病机演变规律，辨证论治则不失于泛泛，用药特点针对主要病机而成。虚损成积是肝癌的根本原因，因此扶正补虚也成为肝癌治疗中的重中之重。榭芪散是钱英教授经过多年的临床实践创制的经验方，榭芪散由生黄芪、榭寄生、丹参、白花蛇舌草等八味药组成，以滋补肝肾、补气健脾、和血调肝为主的扶正治疗为主，同时予以解毒祛湿通络的祛邪治疗。前期实验研究表明榭芪散对促进肝细胞恢复，抑制癌前病变，加速肝癌细胞凋亡等方面有一定意义。临床应用中榭芪散治疗肝经导管动脉栓塞化疗

笔记

（TACE）术后患者可提高原发性肝癌术后患者的免疫功能，减轻 TACE
的不良反应，并可改善患者生活质量，延长生存时间。

参考文献

1. 中华人民共和国国家卫生健康委员会.原发性肝癌诊疗规范（2017 年版）.消化肿瘤杂志
（电子版），2017，9（04）：213-228.

（李秀惠　陈欢）

病例 19 索拉菲尼导致的严重腹泻

病历摘要

【基本信息】

患者，男，68 岁。入院日期：2016 年 11 月 9 日。

（1）主诉：肝病史 20 余年，肝癌 2 年，间断腹泻半年余。

（2）现病史：20 年前体检发现 HBsAg（＋），无不适，未诊治。4 年前（2012 年）诊断为"肝硬化"，给予恩替卡韦分散片（0.5 mg，每日 1 次），口服抗病毒药物治疗至今。间断复查肝功能稳定，HBV-DNA 低于检测下限（100 U/mL）。2 年前（2014 年 10 月）当地医院复查时发现 AFP 140 ng/mL，腹部 MRI 提示肝右叶单发占位性病变（未见报告），诊断为"原发性肝癌"。就诊于某肿瘤医院行肝经导管动脉栓塞化疗（TACE）术 3 次及射频消融 1 次（2016 年 1 月 29 日）。规律复查肝内未见复发及新发灶。半年前复查时发现双肺转移瘤，行肺转移瘤微波消融术 2 次。术后（2016 年 5 月）规律服用索拉菲尼（2 片，每日 2 次），2 个月前复查胸部 CT 提示双肺多发转移瘤，大者直径 0.8 cm。

自服用索拉菲尼后患者间断腹泻，发作频率时轻时重，近 2 周每日稀水样便 2～3 次，便前伴有腹痛，无发热，当地医院给予双歧杆菌、地衣芽孢杆菌调节胃肠菌群，蒙脱石散止泻，腹泻缓解。为进一步诊治及复查入院。

（3）既往史：患者既往体健，无其他系统病史。无肝病家族病史。

【体格检查】

血压 110/70 mmHg，心率 83 次 / 分。神志清，精神稍弱，面色㿠白，皮肤、巩膜无黄染。心律齐，心音可，未闻及病理性杂音；双肺呼吸音清，未闻及干、湿啰音；腹部平软，肝脾肋下未及，肝区叩痛（–），移动性浊音可疑，腹水少量。神经系统查体未见异常。

【辅助检查】

肝功能（2016 年 11 月 10 日）：ALT 28.5 U/L，AST 39.6 U/L，ALB 41.8 g/L，TBiL 11.4 μmol/L，GGT 98.6 U/L，ALP 83.4 U/L。乙型肝炎病毒标志物检查：HBsAg（＋），HBeAb（－），HBeAg（－），HBsAb（＋），HBcAb（＋）；HBV-DNA ＜ 2.00E+1 IU/mL。血常规（2016 年 11 月 10 日）：WBC 3.05×10^9/L，NEUT 2.2×10^9/L，Hb 136 g/L。凝血功能（2012 年 2 月 8 日）：PTA 95%，AFP 784.6 ng/mL，ALP-L 3238.8 ng/mL。便常规：黄色软便，白细胞（－）。胸部及腹部增强 CT（2016 年 11 月 14 日）：双肺多发转移瘤可能性大；左下肺胸膜增厚；肝右叶后上段介入及射频消融术后改变；肝硬化，少量腹水；肝内小囊肿。

【临床诊断】

原发性肝癌 Ⅲa 期，TACE 术后（3 次），射频消融术后（1 次），肺转移癌，射频消融术后；肝炎肝硬化（失代偿期）乙型，腹水。

病例分析

1. 西医分析

患者西医诊断明确，入院继续给予恩替卡韦抗病毒，索拉菲尼 2 片（每日 2 次）抗肿瘤，胸腺喷丁调节免疫治疗，蒙脱石散对症止泻、双歧

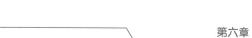

杆菌及地衣芽孢杆菌调整胃肠道菌群等治疗。患者腹泻次数未减少，入院1周后腹泻加重，每日腹泻5～7次，均为黄绿色稀水样便，偶有大便失禁，无发热、黑便、恶心、呕吐。

2. 中医分析

中医四诊：稀水样便，腹泻前腹痛，泻后痛稍减，伴有肝区隐痛，查体腹部无压痛。面色㿠白，畏寒，舌质淡胖，苔薄白。脉弦紧，沉取无力。

中医病名：泄泻。

证属：肾阳虚衰兼有肝气犯脾。

病机：患者间断腹泻半年余，泄泻日久，肾阳虚衰，不能温养脾胃，导致运化失常，夜间阴寒较重，腹痛腹泻加重。患者畏寒、面色㿠白、脉沉取无力，都是肾阳不足气虚之症。患者肝病多年，脉弦，泻前腹痛，泻后痛减，为木克脾土，疏泻太过而致。

方药：四神丸合参苓白术散合痛泻要方加减。

治则：疏肝温肾健脾，止泻。

方药：炒白术30 g，生黄芪30 g，茯苓15 g，党参15 g，陈皮10 g，元胡10 g，醋柴胡10 g，防风10 g，炒枳实10 g，白芍12 g，五味子6 g，干姜6 g，诃子肉6 g，怀牛膝15 g，水红花子6 g。水煎服，每日1剂。

此方加减治疗十余天，患者腹泻逐渐好转，大便1～2次/日，为黄色软便。直至出院后1个月患者大便每日1次，未发生腹痛、腹泻。

病例点评

索拉菲尼是一种多激酶抑制剂，能同时抑制多种存在于细胞内和细胞表面的激酶，通过两种途径联合抑制肿瘤生长。索拉菲尼常见的不良

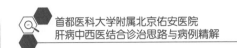

反应有腹泻、乏力、手足综合征、高血压、皮疹、呕吐等。其中，腹泻是最主要的不良反应，发生率在39%～58%。3/4级的腹泻发生率在2%。腹泻症状可能在用药期间持续存在或呈周期性发作，严重的腹泻常引起患者身体质量下降，食欲减退，乏力，从而影响患者的日常生活，降低生活质量。对于其引起腹泻的具体机制目前尚不明确。

西医治疗索拉菲尼导致的腹泻，一般选择对症止泻，对于对症止泻效果差的患者只能减量甚至停用药物，这样无疑会使抗肿瘤治疗中断甚至失败。

中医治疗以整体观为指导，运用脏腑辨证和气血津液辨证的理论采用中医辨证论治。"泄泻"一病首载于《黄帝内经》，其比较详细地论述了风、寒、湿、热皆可致泻且还与饮食起居有关，气不归根，肾阳不足命门火衰，则不能温养脾土，亦致运化失司。肿瘤患者多患病日久，正气已亏，气虚阳衰，虚寒体质者多见，反复局部化疗（TACE）后脾胃更加虚弱，水谷不化，水湿内生，湿热邪毒流注大肠，分清泌浊功能失常而引发腹泻。根据此患者的病史及目前情况，辨证施治，在短短的十余天中患者严重腹泻得到治疗好转。表明中医药在防止肿瘤治疗引起的不良反应及其综合效益方面具有独特优势。

参考文献

1. WILHELM S M, CARTER C, TANG L, et al. BAY 43-9006 exhibits broad spectrum oral antitumor activity and targets the RAF/MEK/ERK pathway and targets the RAF/MEK/ERK pathway and recep-tor tyrosine kinases involved in tumor progression and angiogenesis. Cancer Res, 2004, 64（19）: 7099-7109.

2. CARLOMAGNO F, ANAGANTI S, GUIDA T, et al. BAY 43-9006 inhibi-tion of oncogenic RET mutants. J Natl Cancer Inst, 2006, 98（5）: 326-334.

3. RIMASSA L，SANTORO A. Sorafenib therapy in advanced hepatocellular carcinoma：the SHARP trial. Expert Rev Anticancer Ther，2009，9（6）：739-745.

4. ABOU-ALFA G K，SCHWARTZ L，RICCI S，et al. Phase Ⅱ study of sorafenib in patients with advanced hepatocellular carcinoma. J Clin Oncol，2006，24（26）：4293-4300.

5. 王冰.黄帝内经.北京：中医古籍出版社，2003.

（汪晓军　刘增利）

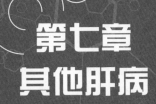

第七章
其他肝病

病例 20　Gilbert 综合征、II 型 Crigler–Najjar 综合征合并肝内胆汁淤积

病历摘要

【基本信息】

患者，男，39 岁。入院日期：2018 年 4 月 13 日。

（1）主诉：间断上腹疼痛不适、眼黄、尿黄 2 个月，加重 1 个月。

（2）现病史：2 个月前首次于餐后出现右上腹疼痛，呈胀痛，无放射，到当地医院予对症镇痛治疗后疼痛缓解。后间断发作，进油腻食物

笔记

后加重，有时伴一过性发热、体温最高 38 ℃，逐渐出现眼黄、尿黄，皮肤黄染。当地医院 B 超及 MRCP 提示胆囊结石、胆总管结石。患者于 2018 年 3 月 7 日到我院肝胆外科第 1 次住院，拟行手术治疗。完善检查未见胆管结石（考虑从胆总管排入肠腔）、胆管扩张，外科除外梗阻性黄疸，暂无手术指征而转入中西医结合中心。住院期间，患者胆红素进行性升高，血清 TBiL 显著升高达 337 μmol/L，DBiL 203.7 μmol/L，占 TBiL 的比例为 60%。嗜肝病毒血清学检查、自身抗体、甲状腺功能等检查均无明显异常，胃镜提示慢性胃炎。抽血外送检查血清 IgG4 检查，同时外送基因公司进行基因检测以明确是否存在遗传代谢性肝病（如 Gilbert 综合征、Dubin-Johnson 综合征等）、遗传性高胆红素血症。等待基因检测结果期间患者要求出院回当地医院治疗，当地于 2018 年 4 月 3 日给予留置鼻胆管，黄疸仍继续加深，TBiL 超过 500 μmol/L（具体不详），于 2018 年 4 月 10 日拔除鼻胆管。为进一步诊治，第 2 次来我院中西医结合中心住院诊疗。

（3）既往史：20 年前体检时曾被发现肝功能异常，当时 TBiL 180 μmol/L，无自觉症状，20 年来间断复查肝功能，TBiL 始终维持在该水平，未进一步就诊和治疗。否认传染性疾病史、高血压、糖尿病、心脏病、手术、外伤、过敏史。否认烟酒等不良嗜好。否认家族肝病史、肿瘤及其他遗传病史。

【体格检查】

体温 36.6 ℃，血压 113/76 mmHg，脉搏 80 次 / 分，呼吸 20 次 / 分。神志清，营养中等，无肝掌、蜘蛛痣，皮肤、巩膜重度黄染，呼吸音正常，心率 80 次 / 分，心律齐，腹部外形饱满，腹壁柔韧感，无肌紧张，无压痛、反跳痛，墨菲征可疑，肝脏未触及，脾脏未触及，移动性

笔记

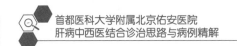
浊音（-），肝区无叩击痛，肝上界位于右锁骨中线第 5 肋间，肠鸣音 4 次 / 分，无下肢水肿，踝阵挛（-），扑翼样震颤（-）。

【辅助检查】

血清病毒学指标检查：HBsAg（-），人类免疫缺陷病毒抗体和抗原（-），梅毒螺旋体抗体（-），丙型肝炎抗体（-）；血氨 12 μg/dL。ALT 42.7 U/L，AST 54.5 U/L，TBiL 560 μmol/L，DBiL 467.1 μmol/L，ALB 27.7 g/L，GLB 34.7 g/L。GGT 100 U/L，ALP 250 U/L，TBA 159 μmol/L。PTA 始终正常（110% ～ 120%）。腹部磁共振检查：胆囊结石。

基因检测结果：Gilbert 综合征合并 Crigler-Najjar 综合征Ⅱ型。

【西医诊断】

（1）临床诊断：Gilbert 综合征；Crigler-Najjar 综合征（Ⅱ型）；胆系感染，继发肝内胆汁淤积；胆囊结石。

（2）鉴别诊断：良性复发性胆汁淤积征，梗阻性黄疸，自身免疫性肝病。

【中医诊断】

主证：目黄，身黄，尿黄，乏力，口干，纳差，反胃，身痒，未发热，大便秘结；舌淡红，苔白厚腻微黄，脉弦滑数。

中医诊断：黄疸，阳黄，湿重于热证。

【治疗】

（1）抗感染药物：哌拉西林舒巴坦钠。

（2）改善胆汁淤积药物：熊去氧胆酸、腺苷蛋氨酸、糖皮质激素。甲泼尼龙 80 mg（2018 年 4 月 15 日至 21 日），静脉滴注，7 天后减至 60 mg，继用 3 天（2018 年 4 月 21 日至 25 日）后减至 40 mg，至 5 月

笔记

10 日减量，改为醋酸泼尼松龙 20 mg，口服。

（3）苯巴比妥：30 mg，每日 3 次，口服。

（4）中医药治疗：化湿除风。方药：茵陈蒿汤加减。茵陈 18 g，炒栀子 10 g，生大黄 15 g，当归 15 g，川芎 6 g，赤芍 15 g，白芍 15 g，生地 15 g，秦艽 60 g，白鲜皮 12 g，桂枝 10 g。每日 1 剂，早晚分服，水煎服。

【随访】

患者于 2018 年 5 月 14 日出院，出院时，TBiL 301 μmol/L，DBiL 228.1 μmol/L，DBiL/TBiL 0.76，回当地医院继续应用醋酸泼尼松龙逐渐减量至 10 mg，并于半年后停用。目前一般情况好，能正常工作、生活。TBiL 维持在 80 ～ 100 μmol/L，以 IBiL 为主，近期（2019 年 5 月 9 日）于当地医院复查，ALT 59.6 U/L，AST 33.6 U/L，TBiL 81 μmol/L，DBiL 9.6 μmol/L，IBiL 71.4 μmol/L，总胆汁酸 4.3 μmol/L，ALP 122.6 U/L，GGT 48.3 U/L。

病例分析

患者为中年男性，住院前 2 个月间反复出现餐后右上腹疼痛，油腻食物后可加重，伴一过性发热、体温最高 38 ℃，逐渐出现眼黄、尿黄、皮肤黄染。影像学提示胆囊结石、胆总管结石。根据以上表现，考虑胆囊结石、胆管结石、胆系感染。后 TBiL 进行性上升，且 DBiL 升高为主（DBiL/TBiL 0.6 ～ 0.76），伴 ALP、GGT、TBA 升高。复查 MRCP：胆管结石消失，无胆管扩张，排除了梗阻性黄疸，考虑为肝内胆汁淤积，病因应为继发于胆系感染。后患者转回当地，并行鼻胆管置管引流 1 周，TBiL 进行性上升，期间未应用抗感染治疗。因此，考虑有创治疗加重了

笔记

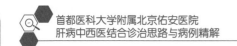

患者胆系感染，也加重了胆汁淤积。因此，诊断为胆系感染、继发肝内胆汁淤积，胆囊结石。

患者根据既往史结合基因检测结果，考虑 Gilbert 综合征合并 Crigler-Najjar 综合征 II 型的诊断。患者出院后坚持服苯巴比妥钠 30 mg，每日 3 次，口服。近半年来，多次复查肝功能，TBiL 维持在 58 ～ 81 μmol/L，且以 IBiL 为主（DBiL/TBiL 0.12），ALP、GGT、TBA 恢复正常。

鉴别诊断方面，根据患者的影像学检查，除外了肝外胆汁淤积性肝病；根据病毒学、自身抗体、免疫球蛋白等检测结果，除外了病毒性肝病、自身免疫性肝病、其他代谢性疾病及其导致的肝内胆汁淤积性肝病；根据基因检测结果，除外了结合性胆红素升高为主的遗传性疾病。

治疗方面，针对胆系感染继发的肝内胆汁淤积，抗感染治疗的同时，给予熊去氧胆酸和 S- 腺苷甲硫氨酸，后在高水平 TBiL 下降缓慢时，给予糖皮质激素治疗，取得了良好的效果。针对 Gilbert 综合征合并 Crigler-Najjar 综合征 II 型的治疗，一般 Gilbert 综合征无须用药，而 Crigler-Najjar 综合征 II 型可以考虑应用苯巴比妥钠治疗，随访结果表明，患者的 TBiL 水平在 50 ～ 80 μmol/L。中医药治疗促进了病情恢复。

📋 病例点评

该病例患者的诊疗过程扑朔迷离，既有肝内胆汁淤积的诊断和鉴别诊断，又要考虑到导致总胆红素升高的遗传代谢性疾病。通过这个病例，对相关文献进行梳理，获得了以下几点体会。

（1）对 Crigler-Najjar 综合征（crigler-najjar Syndrome，CNS）的认识：CNS 是以非结合胆红素升高为主的遗传性胆红素代谢障碍性疾病，由 Crigler 和 Najjar 于 1962 年首次报道，病因为尿苷二磷酸葡萄糖醛酰

转 移 酶 1（uridine diphosphate-glucuronosyl transferase 1，*UGT1*）基 因突变、酶活性完全或部分丧失，分为 Ⅰ 型和 Ⅱ 型，诊断主要依赖于基因测序。CNS Ⅰ 型为 *UGT1* 完全缺乏的常染色体隐性遗传病，发生率 1/1 000 000，血清 TBiL 可达 340 ～ 770 μmol/L，并引发核黄疸，患儿多于生后数月至 15 个月内死亡，主要治疗方法为肝移植。CNS Ⅱ 型为 *UGT1* 部分缺乏的常染色体显性遗传病，血清 TBiL 在 170 ～ 340 μmol/L，很少发生胆红素脑病，但仍然在遭受感染、禁食、创伤后发生并发症，甚至有致命危险。应该早期使用肝酶诱导剂治疗，持续口服苯巴比妥可防止并发症的发生。

另有报道认为，CNS Ⅱ 型常容易合并胆囊、肝管的结石，与胆汁中非结合性胆红素过高、导致胆红素性结石沉积有关，并常导致胆系感染、胆源性胰腺炎的发生。

Gilbert 综合征（gilbert Syndrome，GS）也是 *UGT1* 基因变异导致的遗传性非胆红素升高疾病，Gilbert 综合征合并 Ⅱ 型 Crigler-Najjar 综合征临床更为少见，但总体预后良好。

（2）对胆系感染继发肝内胆汁淤积性肝病的认识：根据胆汁淤积性肝病诊断和治疗共识（2015 版），该病例符合肝内胆汁淤积性肝病的诊断，而导致肝内胆汁淤积的原因，需要根据患者的病史、体征、辅助检查进行仔细排查。该例患者胆石症诊断明确，且有过发热、右上腹痛等胆系感染的症状和体征，由于发热非持续性，当地医院治疗时未重视感染的控制，后期胆红素呈持续上升，考虑与细菌感染有关。胆管感染可损伤胆管细胞及肝细胞，影响胆汁生成、分泌及排泄过程，胆管内压力增高，胆汁不能正常进入十二指肠而逆流入血液导致胆汁淤积。文献中有关于糖皮质激素治疗感染性胆管炎引起肝内胆汁淤积的报道，虽给予头孢哌酮－舒巴坦抗感染治疗，TBiL 仍进行性升高，最高达 637.2 μmol/L，以 DBiL（429 μmol/L）升高为主，后给予糖皮质激素后好转。提示在抗感染前提下，给予糖皮质激素治疗可以改善严重的肝内胆汁淤积。

（3）中医药治疗：主要是针对其胆系感染导致的肝内胆汁淤积进行治疗，中医诊断为黄疸病，根据其主证，即黄疸、身痒，其病机有湿、热、风同时存在。因此，治疗以化湿祛风为主，对患者症状的改善具有促进作用。

参考文献

1. 中华医学会肝病学分会，中华医学会消化病学分会，中华医学会感染病学分会.胆汁淤积性肝病诊断和治疗共识（2015）.胃肠病学，2016，（1）：39-51.

2. 赵川，陈虹，李莉.Gilbert 综合征合并 Ⅱ 型 Crigler-Najjar 综合征 1 例.疑难病杂志，2014，（6）：643-643.

3. 张娟，李艳艳，高润平.Crigler-Najjar 综合征 Ⅱ 型并发缩窄性乳头炎和胆源性胰腺炎 1 例报告.临床肝胆病杂志，2018，34（8）：1765-1766.

4. 赵优优，张端，殷鑫，等.糖皮质激素治疗感染性胆管炎引起肝内胆汁淤积 1 例报告.临床肝胆病杂志，2019，35（2）：386-387.

5. 伍玉南，彭建平，黄裕红，等.Ⅱ 型 Crigler-Najjar 综合征 1 例报告.临床肝胆病杂志，2016，32（4）：776-778.

6. 刘雪梅，骆子义.Gilbert 综合征及 Crigler-Najjar 综合征诊断方法.分子诊断与治疗杂志，2016，8（3）：201-205.

7. IIJIMA S, OHZEKI T, MARUO Y. Hereditary spherocytosis coexisting with UDP-glucuronosyltransferase deficiency highly suggestive of Crigler-Najjar syndrome type II. Yonsei Med J, 2011, 52（2）：369-372.

8. FERNANDES S R, MOURA C M, RODRIGUES B, et al. Acute cholangitis in an old patient with Crigler-Najjar syndrome type II a case report. BMC Gastroenterol, 2016, 16：33.

（李丽）

病例 21　良性复发性胆汁淤积

病历摘要

【基本信息】

患者，男，22 岁。初诊时间：2013 年 4 月 9 日。

（1）主诉：恶心、纳差、腹胀、尿黄 1 个月。

（2）现病史：患者于 1 个月前无明显诱因出现恶心、纳差、腹胀、尿黄等症状，在当地医院住院治疗，查 HBsAg（＋），HBcAb（＋），HBV-DNA（－）。诊断为"淤胆型肝炎、慢性乙型病毒性肝炎"。TBiL 530 μmol/L，给予激素冲击治疗后 TBiL 下降至 317.02 μmol/L，停用激素后复升至 580.13 μmol/L，DBiL 327.9 μmol/L。收入我科予保肝退黄抗感染对症治疗，行血浆置换 2 次，黄疸下降不满意。

中医刻下症：口干，夜间热后背出汗，排气即有大便出，咳嗽咽痒，时有白痰，夜尿 2 ～ 3 次，尿如浓茶色，大便调。舌质偏红，舌尖红，苔薄白，舌下静脉粗，舌两边可见紫暗线。脉沉细无力偏数，两尺弱。

（3）既往体健。

【体格检查】

生命体征平稳，一般情况可。皮肤、巩膜重度黄染。

【辅助检查】

2013 年 4 月 2 日，肝穿刺病理检查提示：①重度单纯性肝内胆汁淤积，建议基因检测除外良性复发性肝内胆汁淤积；②免疫组化：HBsAg（－），HBcAg（－）。2013 年 4 月 5 日：ALT 23.7 U/L，AST 51.3 U/L，TBiL 523.9 μmol/L，DBiL 231.1 μmol/L，ALB 35.8 g/L，Cr 45.9 μmol/L，PTA 86%，WBC 10.02×10^9/L，Hb 116 g/L，PLT 319×10^9/L。病毒学指标（－）。

【临床诊断】

西医诊断：良性复发性肝内胆汁淤积。

中医诊断：风疸，证属营卫不和、肝失血养。

【治疗】

（1）初诊（2013 年 4 月 9 日）

治则：调和营卫，养血祛风。

方药：四物汤、桂枝汤、祛风药加味。桂枝 10 g，白芍 20 g，炙甘草 15 g，大枣 10 g，生姜 3 片，当归 12 g，川芎 10 g，生地 20 g，赤芍 20 g，射干 15 g，秦艽 60 g，制鳖甲 15 g，凌霄花 10 g。14 剂，水煎服，每日 1 剂。

（2）复诊（2013 年 4 月 23 日）

患者食欲改善，尿黄好转，排气即有大便出好转，身痒，睡前前胸发热，脚背发热，体温正常，畏凉风，遇凉风易咳嗽，白痰无泡沫，大便稀，每日 5 ～ 6 次。舌质暗，舌尖红，苔白根白腻，舌下静脉增粗延长，脉寸关滑数，尺脉弱。2013 年 4 月 22 日检查：TBiL 187.7 μmol/L，DBiL 96.0 μmol/L。

治则：继前法。

方药：桂枝 10 g，白芍 20 g，甘草 15 g，当归 12 g，川芎 10 g，生地 20 g，赤芍 30 g，秦艽 60 g，制鳖甲 15 g，凌霄花 10 g，白鲜皮 30 g，

笔记

连翘 15 g，栀子 6 g，淡豆豉 20 g，杜仲 10 g，薏苡仁 15 g，炒苍术 10 g，炒黄檗 10 g。14 剂，水煎服，两日 1 剂。

（3）三诊（2013 年 5 月 6 日）

患者周身黄疸明显好转，饮食及睡眠尚可。当日检查：ALT 62.2 U/L，AST 78.4 U/L，TBiL 55.3 μmol/L，DBiL 22.1 μmol/L，ALB 39.1 g/L。患者随后出院。

病例分析

患者为青年男性，黄疸 1 个月，行激素及血浆置换治疗效果均不理想。2013 年 4 月 2 日行肝穿刺病理检查，提示重度单纯性肝内胆汁淤积。结合临床表现与病理结果，诊断为"良性复发性肝内胆汁淤积症（benign recurrent intrahepatic cholestasis，BRIC）"。

BRIC 临床发病率低，其概念于 1959 年才由 Summerskill 和 Walshe 首次提出，截至 2015 年，世界范围内有超过 100 例 BRIC 病例的报道。BRIC 是一类以反复发作的自限性严重瘙痒症和黄疸为特征的胆汁淤积性肝病，患者症状可持续数周至数月，一般不会发生进行性肝损伤和肝硬化，大部分患者在发作间期无症状。流感样前驱症状和胃肠炎是该病最为常见的诱因，食欲改善通常预示 BRIC 发作的消退，继之瘙痒突然完全消失和黄疸逐渐消退。

细观本患者诸症，多有与一般黄疸不同之处，如咳嗽、咽痒，有时有白痰，排气即有大便出等。遂将其诊断为风疸，采用了与常规黄疸所不同的疗法，收效显著。

病例点评

黄疸是中医常见病之一，临床上尤以肝病伴发者最为常见。究其病因病机，多认为系因时气疫毒、湿热、寒湿之邪侵袭，或酒食不节，劳倦内伤，以致肝、胆、脾、胃功能失调，寒湿阻遏，或酿生湿热，熏蒸肝胆，或气机阻滞，胆汁不循常道，溢于肌肤而发病。《金匮要略·黄疸病脉证并治》曰，"黄家所得从湿得之""诸病黄家，但利其小便"，故后世医家治黄多遵从化湿、利小便的法则，方亦多选张仲景所创的茵陈蒿汤、茵陈五苓散等。宋、金、元之后，医家辨治黄疸多分为阴黄、阳黄两证，这一思路至今仍为临床所广泛应用。

钱英教授临证肝病 40 余年，在各种急慢性肝病黄疸的辨治方面积累了丰富的经验，并有独到见解。其认为，临床上尚有一类具有风邪特性的黄疸，单以阴阳辨证难以涵盖，单治以化湿、利小便法疗效不佳，而注重其病因中"风"的因素，治疗时强调重视"治风"之法，可收获佳效。此类风疸目前论述不多，现代医家的关注也较少，但确有其临床指导意义。

1. 风疸的病因病机

风疸属黄病之一。病名首见于唐代孙思邈《备急千金要方》卷十："风疸，小便或黄或白，洒洒寒热，好卧不欲动。"《太平圣惠方》卷五十五："风疸者，由风气在于腑脏，与热相搏，便发于黄，小便或赤或黄，好卧而心振，面虚黑。"

钱英教授十分认同《太平圣惠方》对风疸病因病机的论述，认为风疸的病因为"风"，此风属"外风""实风"，其发病乃由素体血虚，营卫失和，风邪直入脏腑，与热相搏，阻滞于脾胃肝胆，导致脾胃运化功能失常，肝失疏泄，胆汁不循常道，溢于肌肤所致。该病病位在脾胃肝胆，病性属虚实夹杂，以实为主。相较于其他病因所致之黄疸，风疸的病程较短，预后较好。

2. 风疸的临床特点

除身黄、目黄、小便黄、皮肤瘙痒等黄疸的一般表现外，风疸往往还同时有以下临床特点。

（1）发病前数日或数周内常有外感风邪的表现，如咽痒、气道痒感、刺激性咳嗽突发而骤止、恶风等。

（2）发病前或发病时脐腹偏侧或胁肋部可时有筋脉攻撑急痛的表现（中医学称之为"疝癖"，见《外台秘要》卷十二）。

（3）瘙痒程度较一般黄疸严重。

（4）患者兼有过敏性鼻炎、咳嗽变异性哮喘、湿疹、荨麻疹等变态反应性疾病的比例也较高。

以上临床特点与"风者，善行而数变""风盛则挛急""无风不作痒"等风邪的特性十分吻合，故风疸属于一种具有鲜明特点的黄疸，当作为一个独立类型与其他黄疸相区别。

3. 风疸与良性复发性肝内胆汁淤积的关系

根据风疸的临床特点，该病可见于现代医学的良性复发性肝内胆汁淤积（BRIC）。BRIC 自限性的病程、流感样前驱症状和胃肠炎等诱因、瘙痒严重并可突然完全消失等特点均与中医风邪"善行数变"等特性相近。故 BRIC 与中医学所述的"风疸"具有相通性。

4. 风疸的治疗

（1）注重养血祛风：钱英教授认为，血在风证的发生、发展和转归中起至关重要的作用。治风之法，祛风、散风为直接疗法，而"治血"

笔记

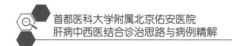

则为间接疗法。如明代李中梓在《医宗必读》中指出，"治风先治血，血行风自灭"。治血之法首推养血，养血之方首推四物，故钱英教授每以四物汤养血祛风，作为治疗风疹的基础方。

（2）重视调和营卫：风为阳邪，其性开泄，常令腠理开，肌腠疏松，营卫不和，卫气不固，营不内守。调和营卫是纠正营卫失和、解除风邪的方法。钱英教授调和营卫首选的方剂为桂枝汤。

（3）重用秦艽、白鲜皮祛风胜湿：秦艽，始载于《神农本草经》，味辛、苦，性平，归胃、肝、胆经。功能祛风湿、清湿热、止痹痛、退虚热。本品质润不燥，古人称之为"风药中之润剂，散药中之补剂"，为风寒湿痹之要药，祛风湿而不伤阴。同时，秦艽还兼有通便利水、退黄疸的作用，前人有治"黄疸、酒疸""去遍身黄疸如金"的记载。《本草纲目》云："秦艽，手足阳明验药也，兼入肝胆，故手足不遂、黄疸烦渴之病须之，取其去阳明湿热也。"《本草徵要》更明确指出："秦艽，长于养血，故能退热舒筋。治风先治血，血行风自灭，故疗风无问新久。入胃祛湿热，故小便利而黄疸愈也。"研究报道，甲经动物实验证明秦艽碱抗风湿作用和考的松相近，有一定的抗过敏休克及抗组胺作用，可升高动物血糖，并使肝糖原明显下降。其常用量为 30 ～ 60 g。

白鲜皮，亦始载于《神农本草经》，味苦，性寒，归脾、胃、膀胱经。功能清热燥湿、祛风解毒。《药性论》曰，"治一切热毒风，恶风……主解热黄，酒黄，急黄，谷黄，劳黄等"。《本草纲目》曰："白鲜皮，气寒善行，味苦性燥，足太阴、阳明经，去湿热药也。兼入手太阴、阳明，为诸黄风痹要药。世医止施之疮科，浅矣。"研究报道，本品对多种皮肤真菌有不同程度的抑制作用，其浸出液有解热作用。其常用量为 30 ～ 40 g。老中医焦树德曾通过重用秦艽和白鲜皮治愈 1 例黄疸型传染性肝炎患者，并认为秦艽、白鲜皮二药确有退黄作用。（注：近年来有白鲜皮引发药物性肝损伤的报道，故临床运用本品时须注意对患者肝功能的监测。）

（4）钱英教授治疗风疸的基础方药（组方思路）：即在四物汤养血，桂枝汤调和营卫的基础上重用秦艽、白鲜皮两味药以祛风胜湿。具体方药：当归 12 g，生地 20 g，赤芍 20 g，川芎 10 g，桂枝 10 g，白芍 20 g，炙甘草 15 g，大枣 10 g，生姜 3 片，秦艽 60 g，白鲜皮 30 g。水煎服，每日 1 剂，早晚分服。

参考文献

1. 徐铭益，陆伦根 . 良性复发性肝内胆汁淤积诊治进展 . 中国医学前沿杂志，2015，7（4）：5-9.

2. 李经纬 . 中医大词典 . 2 版 . 北京：人民卫生出版社，2004，347.

3. 范友强、原铭超 . 对秦艽的研究综述 . 黑龙江科技信息，2009，11（32）：255，261.

4. 聂巧峰 . 白鲜皮提取物对动物急性炎症的抗炎作用及机理探索 . 成都：成都中医药大学，2006.

5. 焦树德 . 用药心得十讲 . 北京：人民卫生出版社，1977：98.

（关伟 李丽）

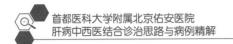

病例 22　成人斯蒂尔病

病历摘要

【基本信息】

患者，女，31岁。

（1）主诉：反复发热伴关节痛、皮疹6个月，乏力、纳差1个月。

（2）现病史：患者于6个月前无明显诱因出现发热、咽痛，体温最高达39℃，无寒战，伴周身关节游走性疼痛，于当地医院就诊考虑上呼吸道感染，给予抗生素治疗，约2周后退热，关节痛好转，期间曾出现皮疹，被当地诊断为"湿疹"；1个月前出现体温再次达到39.5℃，服退热药物后体温可暂时下降，每日发热持续至今；伴咳嗽、咽痛、乏力、厌油、纳差，进食量少，抗感染治疗无效，10天前上述症状加重，并出现眼黄、尿黄，当地查肝功能显著异常，转来我院。

（3）既往体健。

【体格检查】

体温39℃，皮肤、黏膜重度黄染，未见皮疹、瘀点、瘀斑，巩膜重度黄染，浅表淋巴结未触及肿大；咽部充血，扁桃体不大，心肺未见异常，腹平软，无压痛、反跳痛、肌紧张，肝脾肋下未触及，叩诊肺肝浊音界位于右侧锁骨中线第5肋间，腹部叩诊无移动性浊音，双下肢无明显水肿，扑翼样震颤（-），踝阵挛（-），其他神经系统检查未见异常。

【辅助检查】

入院时实验室检查结果：TBiL 324.2 μmol/L，ALT 1093.2 U/L，AST

2904.3 U/L，ALP 105 U/L，GGT 119 U/L，PTA 30%，WBC 4.98×10⁹/L，血清铁蛋白（serum ferritin，SF）> 2000 ng/mL。

入院后完善实验室检查，病毒学指标：嗜肝病毒包括 HAV、HBV、HCV、HDV、HEV 血清标志物均（−），EB 及 CMV 抗体（−），HIV 抗体和抗原（−），梅毒螺旋体抗体（−）；自身抗体（−）；无特异性肿瘤标志物升高；2 次血培养（−）；肥达、外斐反应（−）；影像学检查：脾大，腹腔淋巴结肿大。

【临床诊断】

（1）西医诊断：成人斯蒂尔病，急性肝衰竭。

诊断依据：该患者为青年女性，临床表现为反复发热，体温最高达 39 ℃，并持续至少 2 周，伴关节痛、皮疹、咽痛、淋巴结肿大、脾大、肝功能异常、SF 升高，排除了常见病毒感染、自身免疫性疾病、肿瘤，抗细菌治疗无效，符合成人斯蒂尔病诊断标准。同时肝功能严重受损，黄疸快速上升、PTA < 40%，诊断为成人斯蒂尔病合并亚急性肝衰竭。

（2）中医诊断：阳黄，湿重热。

【治疗】

（1）西医治疗：明确诊断后给予甲泼尼龙 500 mg，每日 1 次，静脉滴注，体温快速下降至正常，连用 3 天后逐渐减量，同时给予还原型谷胱甘肽、复方甘草酸苷、S- 腺苷甲硫氨酸、熊去氧胆酸等肝细胞保护、退黄等治疗，肝功能各项指标、PTA 逐渐恢复正常。

（2）中医治疗：联合清肝利肠方灌肠治疗。方药：生地黄 30 g，生大黄 15 g，炒枳实 15 g，厚朴 15 g，蒲公英 15 g，每日 1 次，疗程 2 周。

【随访】

激素逐渐减量，于 1 年后停用，未再复发。

病例分析

1. 西医分析

成人斯蒂尔病（adult onset Still disease，AOSD）是一组病因尚不清楚，以发热、关节痛和（或）关节炎、中性粒细胞增多、严重者可伴系统损伤的临床综合征。诊断主要依据2010年《成人斯蒂尔病诊断及治疗指南》推荐的日本标准，主要条件：① 发热 ≥ 39 ℃并持续1周以上；②关节痛持续2周以上；③典型皮疹；④血白细胞 ≥ 15×10^9/L。次要条件：① 咽痛；② 淋巴结和（或）脾大；③肝功能异常；④类风湿因子（RF）和抗核抗体（ANA）阴性。符合5项或更多条件（至少含2项主要条件），并排除感染性疾病、恶性肿瘤、其他风湿性疾病可诊断为 AOSD。

AOSD 导致严重肝损伤甚至肝衰竭的病例比较少见。回顾性分析了我院 2000—2015 年 7 例诊断为 AOSD 且伴有严重肝功能异常 [ALT > 500 U/L 和（或）TBiL > 171 μmol/L] 的患者临床资料，以期总结患者的病例特点并分析发生严重肝功能异常的可能原因。7 例患者中男性 1 例，女性 6 例，发病年龄 20 ～ 61 岁，中位年龄 38 岁。病程 10 天至 5 年，全部出现发热（100%），伴随或相继出现的症状包括：皮疹（100%）、咽痛（71.4%）、关节痛（71.4%）、淋巴结肿大（42.8%）、肝大和（或）脾大（71.4%），严重肝功能异常（100%），其中合并亚急性肝衰竭 1 例、噬血综合征 1 例。

（1）发热特点：7 例患者全部出现高热，且为首发症状，2 例患者最高体温达 41 ℃，热型为弛张热（4 例）、间歇热（3 例）；所有患者病程中曾应用抗感染治疗，疑似感染部位为胆系感染（3 例）、肺部感染（2 例）、上呼吸道感染（1 例）、败血症（1 例），抗感染治疗疗效不佳，最终退热依赖糖皮质激素。

（2）皮疹特点：所有患者病程中均曾出现皮疹，但与发热、肝功能异常不一定同步，皮疹反复间歇出现4例，皮疹仅于病程中短暂出现（2～3天即消失）3例。皮疹形态多样，反复发作荨麻疹样皮疹2例，充血性斑丘疹5例，其中2例为荨麻疹与斑丘疹不规则交替出现。

（3）关节表现：4例患者出现关节痛，其中1例游走性关节炎，表现为腕、肘、肩、膝、掌指关节不对称游走性红肿热痛，每个关节炎症持续1～2天后可完全缓解，约2周后游走性关节炎症状体征完全消失。

（4）严重肝功能异常的发生特点：既往诊断为AOSD的2例患者，其严重肝功能异常发生于糖皮质激素减量过程中，伴有发热、皮疹等其他症状再次出现。另5例患者发热至肝功能损伤出现的时间间隔为0～6个月，3例患者发热初期即发现肝功能异常，2例起病时肝功能正常。除1例开始即表现为严重肝功能异常外，其余4例的严重肝功能异常发生在反复发热，大量、反复应用抗菌药物且病情无有效控制的情况下，其中1例患者为敏感体质，对多种药物尤其是抗菌药敏感（用药后皮疹明显增多、停药后减轻），有2例分别明确存在胆系感染、肺部真菌感染证据，但感染指标恢复正常后仍有发热、严重肝功能异常。肝功能异常的严重程度与皮疹的时间、程度无明显关联，与关节痛和关节炎也无时间上的关联性。

所有患者均接受糖皮质激素治疗，2例已确诊AOSD、正在接受糖皮质激素减量治疗的患者加大激素剂量后症状逐渐好转；1例合并亚急性肝衰竭患者经甲泼尼龙冲击及保肝、对症等治疗后症状消失、肝功能恢复正常；2例患者经激素治疗后发热减退、肝功能恢复，其中1例逐渐减量并于6个月后停药，随访至今未复发，另外1例口服泼尼松龙5 mg至今，病情稳定；1例合并噬血综合征的患者经激素治疗后肝功能好转，

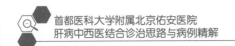
但血白细胞、血小板仍不能有效上升，转至外院风湿免疫科继续治疗；1 例患者治疗过程中发生血浆渗漏综合征死亡。

综上所述，早期诊断、及时足量糖皮质激素治疗是阻止病情恶化的关键。

2. 中医分析

中医治疗 AOSD 从热、从黄辨治，叶天士认为，气机不宣，如久酿蒸，必化热气，即有身热之累，即"湿阻气分郁而为热"；湿热蕴结，郁于肝胆，肝胆受累而失于疏泄甚或郁久化火，肝藏血、疏泄失常则血行受制，最终导致湿热瘀阻，疏泄失常胆汁不循常道而外溢，故而发黄。该病例在规范西医治疗基础上加用了清肝利肠方灌肠，清肝利肠方在本中心的前期研究中显示具有通腑泄热，截断病势的作用。AOSD 早期湿热炽盛，应用清肝利肠方灌肠有利于清热解毒减轻症状，快速截断病情的进展，在该病例中发挥了积极作用。

病例点评

AOSD 近来被认为属于"自身炎症性疾病"，可导致全身多脏器损伤，轻度转氨酶升高在 AOSD 较为常见，国内报道发生率为 42% ～ 71%，国外报道发生率为 48% ～ 100%。肝损伤多出现在 AOSD 急性期，不仅是诊断该病的次要标准，还是病情活动的指标，一般不会导致慢性化，但少数 AOSD 患者可出现严重的肝损伤，甚至出现暴发性肝衰竭，多数经积极抗炎、保肝治疗好转，但有一定的死亡率。

除了分析我院上述 7 例资料，同时对文献中发表的 AOSD 合并严重肝损伤的患者情况也进行了梳理，国内报道 16 例，国外 2 例；发病以女性为主，与我院报道一致；合并肝衰竭 4 例，合并噬血综合征 1 例，难治性 AOSD1 例；其肝功能恶化甚至衰竭的原因与本组病例观察结果一致：①糖皮质激素剂量或疗程不够；②感染和（或）药物诱发；③未能及时进行正确诊断和有效治疗，病情进展导致肝功能恶化。

在诊断方面，由于无特异性的诊断方法和标准，AOSD 为排除性诊断，需除外感染、肿瘤及其他结缔组织病。文献和我院资料表明，AOSD 也是引起重症肝损伤的原因之一，明确诊断的关键是对具有发热、皮疹、肝功能损伤的患者考虑 AOSD 的可能，以便进一步检查以确诊。一旦诊断为 AOSD，需积极给予糖皮质激素治疗。其他治疗包括保肝、内科综合治疗。加强认识、早期诊断、重视治疗过程的管理有助于减少重症肝损伤的发生。

根据 AOSD 常有发热、关节痛等临床表现，多归于中医"痹病""温病"范畴。有研究将 AOSD 从温病、痹病、六经辨证论治，但对 AOSD 并发肝损伤进行报道的中医文献少见。根据本例患者长期发热、黄疸、皮疹、肝脾大等主要表现，采用了从黄疸论治的辨治方法，主要辨证分型是阳黄（湿重于热），病机为湿热发热、湿热发黄。中药治疗有可能对改善肝脏损伤具有积极作用。

参考文献

1. 中华医学会风湿病学分会. 成人斯蒂尔病诊断及治疗指南. 中华风湿病学杂志，2010，14（7）：487-489.

2. LOPALCO G，CANTARINI L，VITALE A，et al. Interleukin-1 as a common denominator from autoinflammatory to autoimmune disorders：premises，perils，and perspectives. Mediators Inflamm，2015，2015：194864.

3. NANIWA T，TAMECHIKA S，IWAGAITSU S，et al. Successful Use of Higher-Dose Etanercept for Multirefractory Systemic Flare of Adult-Onset Still's Disease with Liver Failure with No Response to Tocilizumab Therapy. Case Rep Rheumatol，2013，2013：923497.

笔记

4. VALLURU N，TAMMANA V S，WINDHAM M，et al. Rare Manifestation of a Rare Disease，Acute Liver Failure in Adult Onset Still's Disease： Dramatic Response to Methylprednisolone Pulse Therapy-A Case Report and Review. Case Rep Med，2014，2014：375035.

5. 王广义，石小举，蒋超，等 . 成人斯蒂尔致肝功能衰竭行肝移植 1 例报告 . 临床肝胆病杂志，2014，30（1）：67-68.

6. 李丽，勾春燕，许文君，等 . 成人斯蒂尔病伴严重肝功能异常临床分析 7 例 . 世界华人消化杂志，2016，24（3）：431-435.

（李丽　勾春燕）

病例 23 遗传性球形红细胞增多症

病历摘要

【基本信息】

患者，女，24 岁。

（1）主诉：右腰背部间断疼痛 6 个月，尿黄、巩膜黄染 2 周入院。

（2）现病史：患者入院前 6 个月出现右腰背部间断隐痛，进食油腻后疼痛加重。入院前 2 周自觉巩膜黄染，尿黄，颜色呈浓茶样改变，无周身皮肤瘙痒，无大便陶土样改变，无发热等不适。于当地医院就诊，腹部 CT 提示：胆囊结石。生化检查提示：ALT 11 U/L，AST 14 U/L，CHE 6687 U/L，TBiL 63 μmol/L，DBiL 11.4 μmol/L，ALP 44 U/L，GGT 11 U/L。于当地医院予头孢美唑钠联合左氧氟沙星抗感染、舒肝宁保肝治疗 9 天后，自觉尿色较前减轻，住院期间未再出现腰痛。为进一步治疗以"肝功能异常"收入我科。

（3）既往史：否认肝病史、饮酒史。长期在外就餐，否认长期服药史。否认有毒、有害、重金属等物质接触史。否认血制品输注史。父亲曾诊断为"黄疸型肝炎"（具体不详），否认肝病家族史及类似病史。

【体格检查】

神志清，精神可，饮食可，眼睑苍白，皮肤、巩膜中度黄染，肝掌（-），蜘蛛痣（-）。腹软，无压痛，肝、脾肋下均未触及，墨菲征（+），肝区叩痛（-），腹水征（-），双下肢无水肿。心肺查体、神经系统查体未见异常。

【辅助检查】

腹部 CT（2018 年 10 月 12 日）：胆囊结石；脾大；肝、胰及双肾平扫未见明显异常；部分肠管滞留物存积、积气；盆腔积液；子宫体积增大，体态不规则，建议进一步检查。右侧附件走行区似见结节灶，建议进一步检查。

腹部 MRI 检查：胆囊颈部多发结石；脾大，肝脏实质 T_2WI 信号减低，考虑铁过载。

病例分析

1. 诊断依据

患者为青年女性，否认饮酒史，否认既往慢性肝病史。此次急性起病，以巩膜黄染、尿黄为主要表现入院。外院实验室检查提示肝功能明显异常，腹部 CT 提示脾大、胆囊结石。初步诊断考虑：①黄疸：病因待查溶血性？肝细胞性？②肝功能异常；③脾大；④胆囊多发结石。

2. 拟诊讨论

（1）溶血性黄疸：包括先天性溶血性贫血和后天获得性溶血性贫血。前者有海洋性贫血、遗传性球形红细胞增多症；后者有自身免疫性溶血性贫血、输血后溶血、阵发性睡眠性血红蛋白尿等。该患者表现为黄疸、脾大，父亲可疑类似病史，不除外先天性溶血性贫血，完善红细胞脆性试验及基因检查协助诊治。

（2）胆汁淤积性黄疸：该患者黄疸升高，以 TBiL 升高为主，临床表现为间断腹痛，进食油腻食物后疼痛加重，近期出现黄疸、尿黄，腹部影像学检查可见胆囊结石，进一步完善 MRCP 以明确有无胆道梗阻。

（3）肝细胞性黄疸：青年女性患者长期在外就餐，不除外病毒感染所致肝细胞性黄疸，完善肝炎病毒相关指标协助诊治。

病例点评

该患者入院后完善如下相关检验检查。

（1）血常规：WBC 4.03×10^9/L，RBC 3.54×10^{12}/L，Hb 83 g/L，红细胞平均体积 86.4 fL/L，平均红细胞血红蛋白含量 29.1 pg，平均红细胞血红蛋白浓度 337 g/L，网织红细胞百分率 17.86%。铁蛋白 314.70 μg/L，叶酸 6.98 nmol/L，血清铁 15.4 μmol/L，总铁结合力 28 μmol/L，未饱和铁结合力 13 μmol/L。细胞脆性试验（+）。

（2）凝血项：PT 13.5 s，PTA 75.0%，INR 1.21。尿便常规、血氨、肝炎病毒感染指标、自身抗体相关指标、直接抗人球蛋白试验未见异常。

（3）腹部 B 超：弥漫性肝病表现，脾大，胆囊结石（多发）。MRCP：胆囊多发结石，脾大。

结合患者病史及相关检查考虑遗传性球形红细胞增多症，建议患者及其家属行脾切除＋胆囊切除治疗，患者拒绝该治疗方案，予保肝、纠正贫血等治疗后多次复查血生化示 TBiL 波动于 50 ～ 55 μmol/L，DBiL 波动于 30 ～ 40 μmol/L，Hb 波动于 86 ～ 95 g/L，患者要求出院至当地医院治疗。

（邱金鹏）

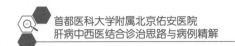

病例 24　肝功能异常原因未明

病历摘要

患者，女，73 岁。

（1）主诉：食欲缺乏，尿黄 20 天。

（2）现病史：患者于 20 天前无明显诱因出现食欲缺乏，进食后感腹胀，尿色如浓茶，无发热，无明显乏力。

（3）辅助检查：2 天前赴北京市某医院就诊，实验室检查肝功能提示：ALT 662 U/L，ALP 253 U/L，TBiL 166.2 μmol/L。腹部 B 超提示：胆囊息肉，胆总管略宽，肝囊肿，为进一步治疗收入我院。入院后腹部 CT 提示：脂肪肝轻度，脾大，多发肝囊肿，胰腺囊肿，左肾囊肿，肝外胆管略增宽，左肺间质性改变。PANCA（1∶32）（＋），综合临床及实验室、影像学结果未确定肝功能异常病因。接受中医治疗后逐渐好转，最终治愈。

病例分析

（1）初诊（2009 年 2 月 5 日）

身黄，目黄，黄色鲜明，口干但欲漱水不欲咽。舌质暗紫，舌体胖大，苔薄黄，脉沉细涩。拟理气活血，血府逐瘀汤加大黄附子汤。

方药：柴胡 15 g，枳壳 10 g，白芍 15 g，粉甘草 6 g，桃仁 10 g，草红花 6 g，当归 15 g，川芎 10 g，桔梗 6 g，川牛膝 10 g，附子 30 g，大黄 10 g，细辛 15 g。5 剂，水煎服，每日 1 剂。

（2）二诊（2009年2月12日）

黄疸明显消退，口干明显好转，诉嗳气，余无明显不适，脉弦有力，舌淡紫胖大，苔白。继行前法。

方药：生地30 g，桃仁15 g，桂枝15 g，土鳖虫15 g，芒硝10 g，大黄15 g，炙甘草15 g，附子40 g，细辛20 g，柴胡20 g，广木香10 g，刀豆子30 g。7剂，水煎服，每日1剂。

（3）三诊（2009年2月19日）

黄疸渐行消退，无明显不适，脉弦，舌紫，苔薄，仍有瘀血阻滞。

方药：桃仁20 g，桂枝15 g，大黄20 g，芒硝10 g，粉甘草10 g，土鳖虫15 g，水蛭10 g，细辛30 g，附子50 g，生地40 g，茵陈15 g，当归15 g。7剂，水煎服，每日1剂。

（4）回诊（2009年2月25日）

目前诉饮冷水后偶有嗳气，呃逆，脉弦细数，舌紫较前明显减轻，苔薄。

方药：前方加刀豆子30 g，高良姜15 g。14剂，水煎服，每日1剂。

📋 病例点评

运用经方重点在抓主证，古人云治病最难在认证。《金匮要略·惊悸吐衄下血胸满瘀血病脉证治》曰："病人胸满，唇痿舌青，口燥，但欲漱水不欲咽，无寒热，脉微大来迟，腹不满，其人言我满，为有瘀血。"根据笔者临床体会，"但欲漱水不欲咽"为瘀血之证，而于自身免疫性疾病，如干燥综合征、原发性胆汁性肝硬化等疾病多见，故用血府逐瘀汤等活血，兼以温通，具有明显疗效。

（杨华升）

笔记

病例 25　甲状旁腺功能亢进症误诊肝病

病历摘要

【基本信息】

患者，女，44岁。

（1）主诉："发现肝功能异常2年"入院。

（2）现病史：2年前因眼干、口干在当地医院就诊，实验室检查示"ALP＞1800 U/L，AST、ALT、TBiL正常"，未系统治疗，后多次查"ALP均明显升高，AST、ALT、TBiL正常"，曾服用中西药治疗效果不明显。1个月前因行为异常在当地医院查"ALT 1586 U/L，AST、ALT＞200 U/L"，在当地医院住院，诊断为"早期肝硬化，脂肪肝"，予保肝降酶治疗，具体用药不详，肝功能好转，为进一步治疗来我院。发病以来，饮食正常，无皮肤瘙痒，无陶土样大便，无腹痛、腹泻，无发热，无皮疹及皮肤瘀斑，体重无明显变化。

（3）既往史：6年前因胆囊结石行手术治疗，术后出现黄疸，后行胆总管空肠吻合术2次。6个月前出现上腹部及腰部两侧疼痛，2个月前外伤致尾骨骨折。

（4）个人史：月经正常，无痛经史，已婚，爱人体健。妊娠2次，生产2次，无烟酒嗜好，无不洁性生活史。无肝炎接触史及输血制品史。

（5）家族史：父母及子女体健，3个弟弟和2个妹妹均健康，无遗传病史。

【体格检查】

神志清，精神正常，甲状腺未触及肿大。皮肤、巩膜无黄染，慢性肝病体征（－），心肺（－），腹部饱满，可见腹壁手术瘢痕，肝脾肋下未触及，脾区叩击痛，墨菲征及腹水征均（－），双下肢无水肿。神经系统（－）。

【辅助检查】

血常规、凝血项均正常（3 次）。尿生化：WBC 54.70/μL，细菌（BACT）6713.40/μL，管型 4.14/μL，上皮细胞 45.20/μL。

肝功能检查：见表 25-1。

表 25-1　肝功能检查结果

日期	ALT (U/L)	AST (U/L)	TBiL (μmol/L)	TP (g/L)	ALB (g/L)	CHE (U/L)	ALP (U/L)	Ca^{2+} (mmol/L)	P^{3+} (mmol/L)
9 月 16 日	105	51	4	79	51	11242	2967	2.89	0.47
9 月 24 日	75	37	8.2	84	50	11780	2522	3.16	0.6
10 月 2 日	55.1	30.8	8.6	69.2	45.6	10499	1901.8	2.82	0.64

HAV、HBV、HCV、HDV、HEV、CMV、EBV 病毒标志物（－），AFP 正常，特种蛋白正常，自身抗体（－），甲状腺功能 FT_4 0.54（0.71 ～ 1.85），余正常。

腹部 B 超：弥漫性肝病表现，脂肪肝，胆囊缺如（切除），右肾钙化? 左肾囊肿伴钙化，目前未探及腹水。

腹部 CT：肝表面欠光整，各叶比例轻度失调。平扫及增强扫描肝实质内未见明显异常密度灶。肝内外门脉显影良好，门静脉主干直径约 11 mm。脾约 5 个肋单元，密度均匀，脾静脉直径约 6 mm。胆囊显示欠佳，请结合临床。胰腺形态、大小、密度未见明显异常。双肾可见多个囊性低密度灶，直径 5 ～ 16 mm，增强后未见强化。腹膜后未见明显增大淋巴结。检查所得：双肾多发囊肿。

甲状腺 B 超：甲状腺囊肿，甲状腺内低回声结节（性质待定），双侧颈部淋巴结增大。

外院内分泌科会诊：建议查甲状旁腺激素，做 24 h 尿钙、尿磷定量，拍头颅 X 线片，检测血糖，并随诊。

头颅 X 线片：诸颅骨内外板呈高密度线状影，未见骨折征象，板障密度较低，冠状缝、矢状缝及人字缝呈锯齿状线样透亮影，蝶鞍位于颅底中央，大小形态未见异常。

全段甲状旁腺激素（PTH）测定：IPT 809 pg/mL（参考值：10 ～ 69）。

尿钙 8.92 mmol/L、4.68 mmol/L；尿磷 9.08 mmol/L、3.03 mmol/L。

【临床诊断】

原发性甲状旁腺功能亢进症。

【治疗】

建议转入外院内分泌科治疗。

【随访】

患者回当地选择药物治疗，病情无特殊变化。

病例分析

患者为中年女性，病程 2 年，肝功能异常，以 ALP 升高为特点，大于 10 倍 ULN；有眼干、口干，有行为异常、骨折病史，无腹痛、皮肤

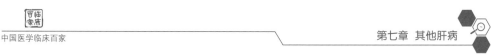

瘙痒、灰白便。既往有胆囊切除、胆总管空肠吻合术 。体检无慢性肝病体征，血液检查高钙低磷。嗜肝病毒阴性，自身抗体无特异性升高。腹部 B 超提示脂肪肝，胆囊缺如（切除），右肾钙化？左肾囊肿伴钙化，头颅 CT 未见异常。

从 ALP 明显升高入手，寻找病因。ALP 升高常见于肝胆疾病和骨骼性疾病，前者包括肝内胆汁淤积、肝外梗阻性黄疸、肝占位性病变等；后者包括原发性甲状旁腺功能亢进症、继发性甲状旁腺功能亢进症、甲状腺功能亢进症、佝偻病、骨肿瘤。肝内胆汁淤积常见有明确病因（如病毒性肝炎、自身免疫性肝病、药物性肝病、酒精性肝病等），可通过影像学协助诊断；肝外梗阻性疾病和肝占位性疾病通过影像学协助诊断。

该患者的血清学和肝影像学均不支持肝胆疾病诊断，结合患者钙磷异常及神志改变、骨折病史，高度怀疑骨骼疾病中的甲状旁腺功能亢进症。请内分泌科医生会诊，完善相关检查：血清全段甲状旁腺素水平明显升高，尿钙增多，以及我院检查的高钙、低磷和 ALP 升高，支持甲状旁腺功能亢进症诊断。外科手术是治疗原发性甲状旁腺功能亢进症的唯一有效的方法，进行外科手术治疗可减少骨关节和泌尿系统损伤等严重并发症的发生。

📋 病例点评

ALP 广泛分布于人体各器官中，其中以肝为最多，其次为肾、骨骼、肠、胎盘等组织，在肝病患者中常见 ALP 升高，所以消化科医生发现 1 例 ALP 升高的病例会更多将考虑局限在肝胆疾病范畴，容易忽略其他系统疾病（如甲状旁腺功能亢进症）。

甲状旁腺功能亢进症简称甲旁亢，分为原发性、继发性和三发性。

笔记

原发性甲旁亢是由于甲状旁腺本身病变（肿瘤或增生）引起的甲状旁腺激素合成与分泌过多，导致血钙增高和血磷降低，主要临床表现可归纳为：①高钙血症，涉及多个系统包括中枢神经系统，甚至误诊为神经症，血钙超过 3 mmol/L，容易出现明显精神症状，消化系统可表现为恶心、呕吐，胰腺炎。②骨骼系统，如骨痛、骨折。③泌尿系统，甲旁亢最常见并发症为肾结石。④甲旁亢实验室辅助检查见高钙、低磷，尿钙升高、血清 PTH 升高，其中全分子 PTH 测定是原发性甲旁亢的主要诊断依据，PTH 升高结合血清钙水平一起分析有利于鉴别原发性和继发性甲旁亢。⑤X 线检查：典型表现普遍性骨质疏松，头颅显影少见局限性透亮区。腹部 X 线片见肾结石或钙化。

该患者即入院前曾出现言行异常，骨折，血钙高达 3.16 mmol/L，血磷降低，全分子 PTH 升高，肾钙化，头颅 CT 可见透亮区。

从上述特点看该病例是典型的原发性甲旁亢，但是发病 2 年期间一直误以肝病诊治，由此提醒医生注意，此类 ALP 升高的病例伴随情况（如高钙、低磷），以常见的肝胆疾病去分析难以解释，诊治思路应该再广一些，才不至于遗漏、误诊。

参考文献

1. 葛均波，徐永健，王辰.内科学.9 版.北京：人民卫生出版社，2018：716-719.

2. 中华医学会肝病学分会，中华医学会消化病学分会，中华医学会感染病学分会.胆汁淤积性肝病诊断和治疗共识（2015）.中华肝脏病杂志，2015，23（12）：924-931.

3. 钱占华，白荣杰，闫东，等.原发性甲状旁腺机能亢进性骨病影像学表现.中华医学杂志，2013，93（1）：30-33.

4. 罗林，高博.原发性甲状旁腺功能亢进的临床特点及其外科治疗.中国耳鼻咽喉头颈外科，2016，26（12）：705-708.

（勾春燕）

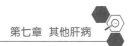

病例 26　肝脓肿

📋 病历摘要

【基本信息】

患者，男，60岁。入院日期：2017年5月8日（外科）。

（1）主诉：间断发热伴右上腹饱胀不适10天。

（2）现病史：患者10天前无明显诱因出现发热，最高体温39.8 ℃，同时出现右上腹饱胀不适，无腹痛，无咳嗽、咳痰、呕吐、便血等不适，遂至当地医院检查。腹部CT提示肝右叶占位，肝脓肿可能性大；血常规提示白细胞及中性粒细胞比值偏高。在当地医院行抗感染治疗（具体不详），效果欠佳。2017年5月8日于我院肝病外科住院治疗，入院症见：精神差，食欲差，小便黄，大便偏干。

（3）既往史：平素健康状况良好。否认传染性疾病史，否认高血压、心脏病、糖尿病及其他非传染性疾病史，否认外伤史，否认手术史，否认性病史。

【体格检查】

神志清，精神差，面色稍暗，蜘蛛痣(－)，皮肤、巩膜无明显黄染，双肺呼吸音清，心率98次／分，心律齐，腹平软，右腹轻压痛，无反跳痛，墨菲征（－），移动性浊音（－），双下肢无水肿。

【辅助检查】

WBC 14.34×10^9/ L，NEUT% 87.6%，ALT 83.8 U/L，AST 39.3 U/L，

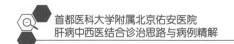

TBiL 10.8 μmol/L，ALB 22.8 g/L。肝 B 超（2017 年 5 月 10 日）提示：肝右叶可见大小 115 mm×132 mm，不均质低至强回声团，边界欠清。胆囊壁毛糙增厚，厚度 10 mm。考虑肝脓肿可能性大。

入院检查：α- 淀粉酶、血培养（厌氧、需氧）、可溶性曲霉菌抗原（GM-AG）、布鲁氏菌虎红凝集实验、EBV+ 细小病毒检测均未见明显异常。查普通细菌涂片（便球杆比）+ 便涂片找霉菌真菌及孢子，便涂片可见真菌孢子，便球杆比见少量革兰氏阴性杆菌，大量革兰氏阳性球菌。

【临床诊断】

肝脓肿，慢性胆囊炎。

【西医治疗】

患者肝脓肿诊断明确，由于脓肿灶液化坏死不完全，且腹部胀气明显，无法行穿刺引流治疗，肝病外科建议暂予内科治疗，随后转入中西医结合肝病科继续抗感染治疗。入院后予抗感染治疗，亚胺培南 0.5 g，每 8 h 1 次；抗感染治疗 16 天后改为拉氧头孢 2.0 g，每 12 h 1 次；抗感染治疗 15 天后停用抗生素。同时配合补充白蛋白，纠正低钾血症、营养支持等对症治疗。经过治疗患者体温恢复正常，腹胀腹痛症状较前减轻，食欲较前好转，于 2017 年 6 月 8 日出院。患者住院期间检查指标变化参见表 26-1。

患者于 2017 年 5 月 8 日至 2017 年 6 月 8 日在我院住院期间，通过抗生素抗感染、纠正电解质紊乱及低蛋白血症等对症支持治疗后，血常规及生化指标均恢复正常，但肝区疼痛不适、腹胀、乏力、纳差等症状并未完全缓解，且患者仍觉不适感影响正常生活，有进一步改善症状的需求，遂出院后转入李秀惠教授门诊继续中药治疗。

表 26-1　患者住院期间检查指标变化

日期	抗感染治疗天数	B 超下脓肿大小（mm）	WBC（10⁹/L）	NEUT%（%）	ALT（U/L）	AST（U/L）	TBiL（μmol/L）	ALB（g/L）
2017 年 5 月 8 日	第 1 天	115×132	14.34	87.6	83.8	39.3	10.8	22.8
2017 年 5 月 11 日	第 4 天	—	14.18	87.5	52.1	36.5	13.8	35.7
2017 年 5 月 14 日	第 7 天	—	10.87	84.7	46.1	30.8	17.3	38.9
2017 年 5 月 17 日	第 10 天	—	8.88	79.9	28.7	20.2	12	38.7
2017 年 5 月 23 日	第 16 天	86×67	4.5	55.1	19.9	20.2	7.2	39.4
2017 年 6 月 8 日	第 31 天	62×46×47	3.89	33.9	43.8	27.8	10	38.6

注：患者抗感染情况：5 月 8 日至 24 日期间，予亚胺培南 0.5 g 静脉滴注，每 8 小时 1 次抗感染治疗；5 月 25 日至 6 月 8 日，换用拉氧头孢 2.0 g 静脉滴注，每 12 小时 1 次抗感染治疗。正常参考范围：WBC（3.5～9.5）×10⁹/L，NEUT%（40～75）×10⁹/L，ALT 9～50 U/L，AST 15～40 U/L，ALB 40～55 g/L。

【中医治疗】

出院时患者仍有肝区疼痛不适、口苦口干、食欲欠佳、体重较入院前下降等症状。出院前复查血常规示（2017 年 6 月 8 日）：WBC 3.89×10⁹/L，NEUT% 33.9%，ALT 43.8 U/L，AST 27.8 U/L，TBiL 10.0 μmol/L，ALB 38.6 g/L，GGT 52.6 U/L，ALP 68.6 U/L。肝 B 超示（2017 年 6 月 12 日）：脓肿大小为 62 mm×47 mm。出院后患者转入李秀惠教授门诊继续治疗。

1 年后回访（2018 年 12 月 18 日）：患者停药后 1 年内肝区无不适，无再次发热，无恶心、厌油，纳眠可，二便调。复查：WBC 5.54×10⁹/L，NEUT% 66.2%。肝功能：ALT 23.1 U/L，AST 20.7 U/L，TBiL 14.8 μmol/L，DBiL 4.7 μmol/L，ALB 46 g/L，GGT 20.2 U/L，ALP 77 U/L。腹部 B 超示（2018 年 12 月 18 日）：肝区未见异常高、低回声，胆囊壁毛糙，余无特殊。

病例分析

该例患者肝脓肿诊断明确,采用了中西医结合治疗病情得以治愈。

(1)一诊(2017年6月27日)

肝脓肿病史2个月,目前患者自觉肝区仍有疼痛胀闷不适,乏力,时有腹胀,面色晦暗,精神欠佳,口苦,纳眠差,舌红,苔厚腻色偏黄,脉沉弦。复查血常规:WBC 4.89×10^9/L,中性粒细胞百分率47.8%。肝功能:ALT 24 U/L,AST 18.5 U/L,TBiL 11 μmol/L,ALB 40.9 g/L,GGT 45.2 U/L,ALP 65 U/L。肝B超提示:脓肿大小43 mm×40 mm。

中医诊断:肝痈。

证型:毒瘀阻络,脾虚湿困。

治则:托毒排脓兼健脾燥湿。

方药:黄芪30 g,党参15 g,半枝莲20 g,炒薏苡仁30 g,郁金15 g,白茅根30 g,败酱草20 g,鱼腥草25 g,陈皮10 g,鸡血藤15 g,川芎10 g,土茯苓30 g,川楝子9 g,莱菔子10 g。14剂,每次150 mL,每口2次,水煎服。

(2)二诊(2017年7月25日)

复诊时患者肝区疼痛胀闷感较前减轻,四肢乏力较前明显减轻,纳眠可,苔由厚腻偏黄转为苔白腻偏厚。中药起到了很好的效果,继予原方加减,再进28剂。

(3)最后一次就诊(2017年12月12日)

患者未诉明显肝区疼痛,四肢乏力较前明显减轻,纳眠可,二便调,舌淡红边有齿痕,苔白偏厚腻,给予原方28剂。嘱咐患者服完药后若不适症状已经完全缓解,可停药,3个月后复查。

（4）3个月后回访（2018年3月6日）

患者精神可，面色红润，诉无明显肝区疼痛及胀闷感，无腹胀腹痛，无乏力、纳差，睡眠可，二便调。舌稍红，苔白略厚，脉沉弦。复查血清学指标：WBC 4.16×10^{9} /L，NEUT% 62.7%，肝功能：ALT 24.3 U/L，AST 20.2 U/L，TBiL 14.7 μmol/L，ALB 45.9 g/L，GGT 24 U/L，ALP 71.1 U/L。肝B超提示：脓肿大小18 mm×14 mm。患者停药后3个月症状体征已完全改善。

患者从2017年6月至2018年12月期间一直服用中药汤剂治疗肝脓肿，具体方药均在原方的基础上适当加减。服用中药期间患者的症状得到了很好的改善，多次复查血清学指标均未见明显异常。患者自2017年5月至2017年12月接受中西医结合治疗期间肝脓肿的B超结果见表26-2和图26-1。

表26-2　患者在接受治疗期间B超下肝脓肿大小及胆囊壁情况

日期	肝脓肿大小（mm）	B超下肝回声	胆囊壁
2017年5月10日	115×132	不均质低至强回声团，边界欠清	毛糙增厚
2017年5月22日	86×67	不均质低至高回声团，边界欠清	双边影征，增厚
2017年6月1日	65×49×45	不均质低回声团，边界欠清	毛糙增厚
2017年6月12日	62×46×47	不均质低回声团，边界欠清	毛糙
2017年6月27日	43×35×40	不均质低回声团，边界欠清	毛糙
2017年7月25日	55×45×37	不均质低至高回声团，边界欠清	毛糙
2017年10月17日	27×15	不均质低至高回声团，边界欠清	毛糙
2017年11月14日	28×26	不均质低至高回声团，边界欠清	毛糙
2017年12月12日	25×18	稍高回声区，边界不清	稍毛糙
2018年3月6日	18×14	片状不均质高回声区，边界不清	毛糙
2018年12月18日	未检测到	肝内未见异常回声	毛糙

笔记

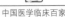
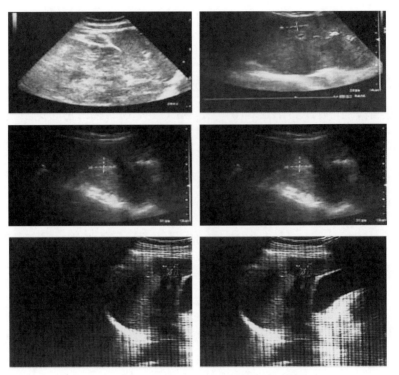

图 26-1　患者在接受治疗期间 B 超下肝脓肿的大小

📋 病例点评

　　肝痈相当于现代医学"肝脓肿"，中医学理论认为，该病系饮食不节，过食厚味，湿热内蕴，或暴怒伤肝，思虑伤脾，肝失疏泄，气机郁结，血凝成瘀，导致湿、热、瘀，凝滞肝之经络，郁而化热，热盛肉腐而成痈肿，大部分医家多以苦寒之剂治之。

　　对本例患者中李秀惠教授认为，在经过几个月的抗感染治疗后，除有湿、热、瘀的病机外，还有木克脾土导致脾虚湿困的临床表现。方药中黄芪、党参补虚托毒，驱邪外出；败酱草、鱼腥草、薏苡仁排脓开痈，为治内痈之要药；鸡血藤、川芎、郁金行滞散瘀以消痈散结；川楝子疏肝理气；陈皮健脾燥湿兼以理气；莱菔子消食降气除胀；半枝莲、土茯苓清热解毒；白茅根清热利尿，使湿邪有所去路。诸药合用使正气得补，脓毒瘀血自散，药中病机，因此收到了很好的疗效。

西医学药理学研究发现，黄芪具有提升患者免疫能力的作用；党参多糖具有增强机体免疫力，清除体内自由基 Iq 和促进血液循环的作用；半枝莲具有明显的抗氧化、抗病毒、抑菌、保肝和增强免疫等作用；败酱草的主要成分为黄酮类、三萜皂苷类、环烯醚萜类、挥发油类、甾醇类和苯丙素类（香豆素类和木脂素类）等，具有抑菌、抗病毒、抗炎作用，其提取液对多种球菌、杆菌都呈不同程度的抑制作用，还具有保肝利胆、抗氧化等作用。本方无论从中医学理论还是西医学的药理研究都适用于肝脓肿的治疗，且临床上取得了比较好的疗效。

肝脓肿是临床常见疾病，老年患者身体各器官功能代偿能力减弱，免疫力下降，对手术耐受力下降，手术风险加大。对于肝脓肿发病早期，炎症尚未形成液化区，脓肿直径较小的单发或多发者，不适合穿刺或手术治疗，静脉滴注大剂量抗生素是细菌性肝脓肿一线治疗的支柱措施。

本例患者应用近 1 个月的抗生素抗感染治疗后，脓肿的范围逐渐缩小，炎症指标得以控制，体温恢复正常，但其临床症状并未完全改善，直至出院时仍有明显肝区不适、食欲差、腹胀、睡眠欠佳等临床表现。出院后继续服用中药治疗很好地解决了患者的临床不适，同时也促进了肝脓肿逐渐吸收缩小，使患者得以康复，由此可见中西医结合治疗可以提高临床疗效。有研究显示，中西医结合治疗细菌性肝脓肿，可达到标本兼治，巩固疗效，加快脓腔愈合，明显缩短抗生素应用疗程的目的。在临床上治疗肝脓肿时可以中西医结合治疗，提高临床疗效。

（李秀惠　陈欢）

附录：常用医学名称中英文对照表

缩写	中文名称	英文名称
A		
ALB	白蛋白	albumin
ALP	碱性磷酸酶	alkaline phosphatase
ALT	谷丙转氨酶	alanine aminotransferase
AOSD	成人斯蒂尔病	adult onset Still'sdisease
AST	谷草转氨酶	aspartate aminotransferase
C		
CMV	巨细胞病毒	cytomegalovirus
D		
DBiL	直接胆红素	direct bilirubin
F		
FT$_3$	游离三碘甲状腺原氨酸	free triiodothyronine
FT$_4$	游离甲状腺激素	free thyroxin
G		
GGT	γ - 谷氨酰转肽酶	γ-glutamyl transpeptidase
H		
HAV	甲型肝炎病毒	hepatitis A virus
HBcAb	乙型肝炎病毒核心抗体	hepatitis B surface c antibody
HBeAb	乙型肝炎 e 抗体	hepatitis B surface e antibody
HBeAg	乙型肝炎 e 抗原	hepatitis B surface e antigen

笔记

续表

缩写	中文名称	英文名称
HBsAg	乙型肝炎病毒表面抗原	hepatitis B surface antigen
HBV	乙型肝炎病毒	hepatitis B virus
HCV	丙型肝炎病毒	hepatitis C virus
HDV	丁型肝炎病毒	hepatitis D virus
HE	肝性脑病	hepatic encephalopathy
HEV	戊型肝炎病毒	hepatitis E virus
HIV	人类免疫缺陷病毒	human immunodeficiency virus
HM	肝性脊髓病	hepatic myelopathy
I		
IBiL	间接胆红素	indirect bilirubin
P		
PLT	血小板	platelet
PT	凝血酶原时间	prothrombin time
PTA	凝血酶原活动度	prothrombin time activity
R		
RBC	红细胞	red blood cell
S		
SAM	S- 腺苷蛋氨酸	S-adenosyl methionine
SF	血清铁蛋白	serum ferritin
T		
TBA	总胆汁酸	total bile acid

笔记

续表

缩写	中文名称	英文名称
TBiL	总胆红素	total bilirubin
TP	梅毒螺旋体	Treponema Pallidum
TSH	促甲状腺素	thyroid-stimulating hormone
TT_3	总三碘甲状腺原氨酸	total triiodothyronine
TT_4	总甲状腺激素	total thyroxin
U		
UDCA	熊去氧胆酸胶囊	ursodeoxycholic acid capsules
W		
WBC	白细胞	white blood cell